U0394661

自愈力

[英]杰瑞米·豪维克（Jeremy Howick） 著

杜佳颖 译

海南出版社

·海口·

版权合同登记号：图字：30-2018-039 号

图书在版编目（CIP）数据

自愈力 /（英）杰瑞米·豪维克著；杜佳颖译 . ——
海口：海南出版社，2020.2（2024.5 重印）
书名原文：Doctor You
ISBN 978-7-5443-9047-7

Ⅰ.①自… Ⅱ.①杰…②杜… Ⅲ.①康复－研究
Ⅳ.① R493

中国版本图书馆 CIP 数据核字 (2019) 第 283721 号

自愈力
ZIYULI

作　　者：[英] 杰瑞米·豪维克（Jeremy Howick）
译　　者：杜佳颖
出 品 人：王景霞
责任编辑：张　雪
执行编辑：高婷婷
责任印制：杨　程
印刷装订：河北盛世彩捷印刷有限公司
读者服务：唐雪飞
出版发行：海南出版社
总社地址：海口市金盘开发区建设三横路 2 号 邮编：570216
北京地址：北京市朝阳区黄厂路 3 号院 7 号楼 101 室
电　　话：0898-66812392　010-87336670
电子邮箱：hnbook@263.net
经　　销：全国新华书店
出版日期：2020 年 2 月第 1 版 2024 年 5 月第 4 次印刷
开　　本：880mm×1230mm　1/32
印　　张：8.25
字　　数：190 千
书　　号：ISBN 978-7-5443-9047-7
定　　价：45.00 元

献给母亲

中文版前言

我写这本书的灵感大多来自中国。在初版序中，我提到了我想要探寻人类身心自愈能力的契机是与一位中医大夫的偶遇。和我一起写这篇前言的吴明义医生不仅用姜茶（可以说是一种强效安慰剂）治好了我的过敏，而且教会了我一些中医治病的基本原则，为我的科学研究提供了资料，进而才有了这本书。他让我了解到致病因素不仅有生理因素还有精神因素。关于这点，我深有体会。上天赐予我良好的基因和健康的身体，所以通常情况下，我生病是因为我在很累的情况下碰到了烦心事——比如和家人吵架或工作不顺。在知道了精神因素对疾病的影响之后，我们就能很自然地理解安慰剂、身心治疗、移情疗法和社会参与疗法这些与自愈力相关的方法对人们健康的促进作用了。

姜茶不是唯一一个促成这本书的中国元素，还有气功。除了瑜伽，我还尝试了很多种方法，比如气功。我从书上学了一套气功功法，很幸运在不久后，一次偶然的机会，我因公去了一次台湾，当时因为时差的原因，我早早地醒了，于是我就去了附近的大安森林公园。我在那里闭上眼练气功，睁开眼时，我发现面前站着一位妇女，她应该在这儿有一会儿了，但并没有打扰我。

"气功？"她用中文问我，说明她并不会说英文。我点点头，然后她比画着说让我跟她走，把我带到了公园的一个角落，那里有一位气功大师带领着一群人在练气功。如果她没有发现我，那么我可能永远也不会见到这个练气功的群体，这完全是巧合。那位气功大师满头白发、笑容温和，像老电影里的天使。他不会说英语，但是对我十分耐心、友好。练气功的经历让我相信，瑜伽并不是可以引导人们产生"松弛反应"（详见第六章）的唯一方法，其实还有其他很多选择，比如气功和太极。

因为关于《自愈力》的很多原始观点源于中国，所以希望中国的读者们能对这些主题感到亲切，并且喜欢它们！

原版前言

划船是梦想家的运动
一旦你投身工作，你就拥有了梦想
当你停止工作，梦想也随之消失

——吉姆·迪茨（Jim Dietz），美国奥林匹克赛艇手、奥运代表队教练

　　20世纪90年代，我在加拿大有过一段短暂的参加划艇比赛的经历。那时，发生了很多令人难忘的事情。比赛训练从秋天一直持续到第二年的春天，在这一时期，我几乎突破了自己生理和心理的极限。转眼间夏天到了，我们参加比赛了。来自世界各地的优秀团队加入了我们的行列，其中不仅有来自加拿大、美国的团队，还有从英国、法国、意大利、西班牙、荷兰、智利和纳米比亚赶赴现场的。比赛进行得十分顺利，我们最终站上了领奖台，赢得了国内和国际的双料冠军。但后来，突然发生了一件不太美好的事情：我们中的一些人要上台接受尿检。我喜欢这个检查，因为我不想和作弊者比赛。然而，从领奖台上被带走是一件十分扫兴的事情，而且这个检查特别令人尴尬，因

为你要当众尿在一个瓶子里。对运动员来说，尿检是一件再正常不过的事情了，但另一方面，这也要求运动员在用药的时候要慎之又慎。

当你生病时，你需要服用一些药物，这就会使你对尿检产生怀疑，因为很多运动员说，他们是因为服用了一些常规药物而导致尿检呈现阳性。我相信他们所说的，的确有时会出现那样的情况，然而，却没有人会相信我。那个冬天，母亲买回家一只小猫，而我对它严重过敏。过敏导致我鼻涕横流，不停地打喷嚏，甚至无法入睡。睡眠不足给我的训练带来了很大的影响，令我的表现越来越糟糕。尽管我十分担心吃药会带来严重的后果，但我必须采取措施。

我去看了医生，他帮我验了过敏原。医生在我的皮肤上刺破30处，然后把不同的过敏原放上面，我对哪个过敏，哪个过敏原周围的皮肤就会变红。他发现我对猫、狗和灰尘都过敏，然后给我开了一个鼻腔喷雾剂。我仔细地研究了它的组成成分，发现其中含有皮质类固醇（corticosteroids），于是我产生了这样的疑问：皮质类固醇和禁用的类固醇是一种吗？我不知道。因此，我决定在没弄清楚这个问题之前暂时不用鼻腔喷雾剂。

我写信给位于渥太华的加拿大体育联合会，询问这种鼻腔喷雾剂是否含有禁用药物成分。然而，几个星期过去了，我也没有收到回信。加拿大体育联合会的官员之所以回应得慢，可能是他们觉得向他们提出这些问题的大多数人都在设法钻这个制度的空子。所以，我陷入了一个两难的境地，我不能睡觉，不能训练，也不能用药进行治疗。万不得已，我接受了母亲的建议——去看她的一个中医朋友。一开始，我对中医始终持有半信半疑的态度，但转念一想，反正也不会有什么损失，就约她见面了。

她工作的地方离我家不远，我就直接去找她了。我以为在她工作的地方会看到成排的药罐子，但出乎意料的是一个都没有。那里和标准的诊室相差不大，只是更加安静、整洁。她很专业，认真地询问了我的过敏症状和其他情况。我告诉她我的症状以及这次生病带给我的困扰和顶级划艇比赛的压力。经过一个小时的谈话，我觉得我已经释然了，然后她给我开了一个处方，让我注意头和脖子的保暖，并且每天喝两杯姜茶。

当时我并不相信她的方法会管用，但我还是决定尝试一下，因为加拿大的冬天还是很有必要戴上围巾和羊毛帽的，而且姜茶也不会把我怎么样。喝了一天的姜茶后，我惊奇地发现身体有了些好转。三天后，我几乎不再打喷嚏，睡眠质量也变好了，而且完全不流鼻涕了。姜茶真的起作用了！这件事激起了我天生的好奇心（我就是那种很烦人的孩子，总是不停地问家长和老师"为什么"），脑子里出现了各种问题：我的过敏症是自己好了吗？还是说姜茶起作用了？是因为我相信它有用，换句话说，就像是安慰剂效应？如果它真的只是个安慰剂，姜茶自身起的作用重要吗？我的身体是怎么自愈的？那个中医大夫花时间听我抱怨，让我镇静，也起作用了吗？最重要的是，如果把姜茶当作抗过敏药销售，会有经济收入吗？毕竟，你不能拿姜茶申请专利，所以不会有公司愿意花钱去研究它，或者去销售它。不过，为了寻找这些问题的答案，我的人生从此有了新的目标。回想起来，我去看中医的那个时刻是我生命的转折点，看起来平淡无奇，却改变了我人生的方向。我本科学的是工程学，原本想成为一个投资银行家。但后来，我放弃了这个想法，搬到英国，在伦敦政治经济学院攻读医学哲学博士学位。哲学的学习让我在理论上认识了安慰剂和与之相关的复杂的道德问题。后来我在牛津成为一名临床流行病学家（即运用统计学的方法研究治疗手段是否有效的人）。

我在这个领域已经工作10年了。在这10年间，我发表了将近100篇学术文章，还出版了一本专著。至于之前的那些疑惑，很多我已经找到了答案。但在教育和训练别人的过程中，我总会找到新的灵感，我当然也十分乐意和别人分享我的研究成果。不幸的是，到目前为止，我在这本书中论述的理论，仍不能被学术期刊普遍接受，可能是因为我论述的问题过于小众。而在学术界以外，提到这些的通常是新闻记者，他们乐于宣传，但通常过于夸张。毕竟，以类似"震惊！某药物可治愈所有癌症"为标题，远比"发现一种在某些方面可能降低癌症风险的新药"要吸睛得多。然而，这些吸睛的标题常常会给人一种错误的引导。因为大多数可以推动医学进步的发现——包括我在这本书里提到的，都是货真价实而且意义重大的，它们远比那些标题描写的要含蓄得多。每当我想将自愈力作为自然科学的一部分，却陷入这样一种尴尬的处境——学术界没人承认，新闻界又过于夸张——我就会觉得写这本书真的责无旁贷。在这本书里，我试图用一种准确、风趣又让人记忆深刻的方式来和大家交流，向大家展示我科学研究的方法和结果。为了完成这本书，我还参考了许多和这一专业相关的书籍以及网络资料。

我不仅做研究，还把研究过程和结果记录下来，并把它当作我生活的宗旨。在古代，许多哲学家和科学家都是通过自己的研究找到了更好的生活方式。这使我很受启发，因此，我也想用我的研究来引导自己的生活。例如，虽然医生极力建议我做膝盖和背部的外科手术，但我还是拒绝了；除非万不得已，否则我绝不吃药；在最后一章完成时，我完成了所有的练习项目。为了克服恐惧，我参加了两场泰拳比赛并取得了胜利，这一做法看似十分疯狂。为了提高自己身体的灵活性，我去学习了跆拳道，并达到了黑带。为了了解自己可以达到何等程度的心如止水，我进行了长时间的辟谷①和静修，而且我还成了一名高水平的瑜伽教师。不过，这些都不足以证明我的身体和心灵达到了完全健康的状态，而我也真的没有达到过。事实上，正如你在文中看到的，我开始研究健康问题的动机之一就是我的焦虑心理，现在它也一直存在。通过调查研究来启发自己的生活，只能意味着我要用自身经历来验证这门神秘的科学，而且我只会推荐我正在做或亲身经历的方法。总之，做这些事，我甘之如饴。

本书记录了我的研究成果，我希望每个读者都能从中获益。希望你从这本书中学到的东西既能让你真正感受到更好的健康状态，又能让你帮助别人获得健康。（正如你在第十一章和第十二章中阅读到的，你的健康和周围人的健康息息相关。）我在每一章的末尾都提供了一个练习方法，希望能够对你有所帮助。但是，请不要误会，这不是一本标准的自助全书，例如，我没有向你提供一个能够帮你在7天内减重3千克的快速有效的减肥办法，也不会向你推荐一个能在1分钟内就让你得到启发的手机软件，或是告诉你一个治疗癌症晚期患者的神奇疗法，更没有那种可以让你成为百万富翁或好莱坞明星的锦囊妙计。

从另一个角度看，它又不仅是本自助书，因为它的目标是改变我们对药物和自身的看法。这些练习能帮助你去体验身体的奇妙，人类不同器官的代偿功能、自我治疗以及再生能力是超乎你的想象的。这

---

① 辟谷，源自道家养生中的"不食五谷"，是古人常用的一种养生方式。——译者注

些练习会使你成为这本书的主角，因为就是你自己在做实验。你从书中得到的将是一种新的思维方式，它可以在生活的方方面面影响你，我将在书中把这些列出来。

举一些例子：如果你知道你的身体可以自己合成吗啡，你还会忍受着腹痛的副作用吃阿司匹林去治疗轻微的头痛吗？如果你知道交朋友和吃抗抑郁药有同样的疗效，你还会尝试有无数副作用的百忧解①吗？毕竟它的副作用包括性功能障碍，甚至会让人产生自杀倾向。如果你知道膝关节安慰措施和真实的手术疗效相同，你还会选择让医生在你身上动刀而不首选物理治疗吗？你的答案会在读这本书的过程中逐渐浮现，你或许会改变你的想法，也可能你会更坚定自己最初的选择。你将会看到很多医学案例，足够让你变得和医疗保健专业人士一样，能够对自己的健康问题做出正确的解答。你将不会再随波逐流，过度使用药物（不得不说有时也会有奇效）、依赖设备或接受手术。

最重要的是，我衷心希望你能在读书时享受快乐，就像我在写这本书时一样。

---

① 百忧解，是一种药品，又叫盐酸氟西汀，属于口服抗抑郁药，主要用来治疗抑郁症和焦虑症。——译者注

CONTENTS

目 录

I

引 言

太多的药

身体是上帝的居所

——埃及卢克索外庙的谚语

20 世纪，我们发现了可以治疗能够致命的感染的抗生素、可以移植心脏的手术技术，以及可以治愈多种不孕症的方法。在过去的几十年里，如果没有这些惊人的医学进步，很多人早就死于这些疾病了。我们这一辈人的平均寿命比我们的曾祖父母一辈长 20 年。因此，把现代医学称为科学奇迹并不夸张。这就是为什么我使用它，你也使用它，我们都应该感激可以继续使用它，并从中受益的原因。因此，应该鼓励医学研究，因为这样我们也可以受益。

然而，即使是最好的药物也有副作用。整体上看，现代医学也有潜在的和严重的副作用。可以说，如果我们使用了太多药物就是在冒险，最后我们可能会无药可用。同时，我们已经忘记了即使没有药物人类的身体仍有极好的自愈力。

数以万计的孩子只因没办法安静地在学校上课，就被诊断为注意力缺陷多动障碍，并要接受甲基苯丙胺^①（社会上通常称之为冰毒）的治疗。

在发达国家，10% 的成年人都在服用有副作用的依赖性抗抑郁药物。40 岁以后，他们就会被建议使用他汀类药物来控制血脂。但是，这些药在基线风险较低的人群中的有效性仍存在争议。一些 65 岁以上的老年人会使用抗精神病药物来预防痴呆，尽管大多数人并未患上阿尔兹海默症。在一些国家，如美国、英国和加拿大，一半以上的老年人每天至少服用 5 种处方药，而有些人服用的药物甚至超过 20 种，他们的生活是一种恶性循环，他们服用药物并重复使用来控制副作用。

这一切都是致命的。在美国，因处方止痛药致死的人数比因海洛因和可卡因致死人数的总和还要多，过度使用抗生素甚至培养出了危险的超级细菌。

同时服用多种药物的人中有 80% 已经出现副作用，轻则呼吸困难，重则丧失性命。事实上，医疗失误是美国第三大死亡原因，仅次于癌症和呼吸系统疾病。在美国，仅处方药的滥用每年就会导致 10 万人死亡。

我们都希望通过治疗帮助那些失控的小孩，但真的很难相信他们中的 1/7 需要服用甲基苯丙胺才能继续上学。

在发达国家，10% 的人选择服用抗抑郁药物治疗重度抑郁症，但他们真的需要它吗？当然，我们希望老年朋友和家人保持警觉，但很难相信他们都需要服用有副作用的抗精神病药物，来预防可能永远不会发生的痴呆。事实上，最近的研究已经开始表明，停止服用某些处

---

① 甲基苯丙胺，毒性很强，因其外观为纯白结晶体，晶莹剔透，故被吸毒、贩毒者称为"冰毒"。

方药的老年人比继续服用处方药的老年人活得更好。

　　滥用药物的危害不仅在于危害健康，还可能导致我们破产。美国人每年在处方药上的花费超过 3000 亿美元，加拿大人的花费超过 280 亿美元。此外，据调查，在过去的 10 年里，英国的医疗费用几乎翻了一番（扣除物价因素）。

　　由于这些不必要的治疗、损失和伤害，我们似乎需要将现代医学拒之门外，而有些人也正是这样做的。

　　有关大型制药公司腐败的现象比比皆是，甚至有人说所有药物都是有害的。这种观点是有事实依据的。明显的利益冲突将制药公司的研究方向由如何改善健康状况转到如何提高公司利益。

　　更糟糕的是，一些制药公司已经被曝光伪造检验结果，以使他们生产的药物看起来疗效好，副作用也较少。

　　制药公司有时也会利用人们的心理特点，用夸张的药物名称，按疾病对药物进行分类，以便他们能够出售这些碰巧制造的药丸来解决这些所谓的"问题"。例如，我们大多数的人有时会注意力不集中，这是正常的。但现在，它有了一个名字：成人注意力缺陷障碍症，并可以用甲基苯丙胺来治疗。显而易见，人们在夸大疾病，甚至为了提高某种药物的销量来"发明"疾病，这就是所谓的"贩卖疾病"。我担心，在利益的驱使下这种情况会变得越来越严重，而只有通过调整健康利益和经济利益的关系，才能解决这一问题。

　　不过，要拒绝所有的药物，还有很长一段路要走。不可否认，许多药物是有效果的，如吗啡可以减轻疼痛，肾上腺素可以成功治疗过敏性休克，他汀类药物可以预防高危人群的心脏病，脊髓灰质炎疫苗可预防脊髓灰质炎等。但是当我们让制药公司对其产品的利润进行评估时，问题就出现了。如果我们不让他们参与利润评估，就不应该指责他们为了经济利益而伪造测试结果。解决利益冲突的方法是，建立一个独立透明的药物评估体系。

这样的情况正在出现，最值得注意的是牛津大学的本·戈尔达莱（Ben Goldacre）和他正在成长的研究团队。我们也需要通过商业来创新，因为学术进步太慢了。实际上还有一些优秀的制药公司和米兰的马里奥·内格里（Mario Negri）研究所共同引领的一股潮流。乔纳斯·索尔克（Jonas Salk）曾拒绝为脊髓灰质炎疫苗申请专利，他说过一句非常有名的话："你不能为太阳申请专利。"继乔纳斯·索尔克之后，马里奥·内格里也拒绝为他们的发现申请专利，以便让人们能买得起他们的药。这些故事说明，并不是所有的制药公司都那么邪恶。

人们另一种拒绝现代医学的方式是过度信任替代品。现在，一些替代疗法，特别是针灸，已经被科学证明可以有效地治疗背痛，而且比许多常规治疗如手术更安全。另外还有一些医生更擅长使用安慰剂效应和身心的自我修复作用，这也是比常规治疗更有效的手段。

然而，并不是所有替代治疗都是有益的，仅有少量的证据证明它们比常规治疗更有效。并且，替代医药行业也只是一个产业。因此，尽管他们的资金少、规模小，但最终也会和制药公司一样，成为利益冲突的牺牲品。最后，许多替代治疗师还经常要求患者接受他们难以接受的一种精神世界观。

幸运的是，一种既不拒绝所有药物，也不完全接受所有替代药物的折中方法出现了。这种折中方法使用现代医疗的最佳方法来测试治疗是否有效：用一项名为"系统评价"的大规模实验（详见第一章）来研究安慰剂效应和身心自我修复的疗效。

我花了近 10 年时间来做这些系统的评价。我将在书中进行详细解释，所以这里先给出结论：

· 通过对 15000 余名患者实验发现，安慰剂治疗的效果与"真实"治疗的效果相同；

· 近 1500 名患者的疗效表明，来自医生的积极消息可以减少患者的疼痛，并且能获得与阿司匹林和其他非处方药一样的效果；

· 在对 10000 余名患者进行的研究中，当医生设身处地为病人着想，让病人充满希望时，患者的耐痛度、满意度和运动能力（比如爬楼梯）就会增加，而痛苦、焦虑、抑郁、肠易激综合征（IBS）等症状和哮喘症状减少 10%～20%。积极的思维可以影响病人的身体反应，如患者对药物的需求量，帕金森病患者的手部灵活度以及肺功能。不幸的是，并没有足够的证据证实这些，可能是因为医生们都有繁重的文书工作。

· 在我的其他研究中，约有 5000 名患者的 64 项研究得出了相同结论。我发现，虽然有些医生非常善于给病人希望，并能够设身处地为病人着想，但也有很多人不擅长。女医生比男医生更善解人意。澳大利亚、美国和英国的医生比中国医生亲切得多。

· 在开放式安慰剂实验中（患者知道服用的是安慰剂，我将在第九章解释它是如何起作用的），被试者是 260 名患有肠易激综合征、抑郁症、过敏性鼻炎，有背痛症状或注意力缺陷多动障碍的患者。这些实验最终的结果都为阳性。

· 我的调查显示，97% 的英国医生在他们的职业生涯中至少开过一次安慰剂。

其他研究人员也对这一领域进行了系统评价，并表明放松和冥想可以减轻哮喘、焦虑症、心脏病、抑郁症、失眠、糖尿病、背痛、紧张和自恋症状。对 53 项实验进行的系统评价表明，在大多数情况下，无效对照的手术效果和"真实"手术一样好。

另一项 30 万余人的系统评价发现，与家人和朋友关系密切的人寿命更长，而与社会隔绝和吸烟一样有害健康。积极思想、共鸣心理和安慰剂不再被视为影响"软指标"的不明因素，甚至有证据表明它们会影响你的大脑和 DNA。

随着身心医疗的日益发展，药物滥用导致的问题日益突出，甚至已经到了风口浪尖。例如，2016 年 10 月，镜头感十足的克里斯·范·图洛肯（Chris van Tulleken）博士出席了 BBC 电视节目《放弃药物的医生》。克里斯遇到那些正在服用抗抑郁药或疼痛药的病人时，会告诉他们"我可以为你做任何事……除了给你药物"。

例如，一个名叫莎拉的女人服用抗抑郁药已经 8 年了，而且已经上瘾。克里斯让她在一个冰冷的湖中游泳（其他照常），最终她戒掉了药物。另一个女人温迪，20 年来一直患有慢性肩痛。克里斯用安慰剂药片代替了她原来的药物，并让她每天坚持做运动，最后她的疼痛消失了。

这个节目证明，不只是我自己认为还有另一种医疗方式——一种可以替代常规医疗的治疗方式。身心自我修复的实验表明，在某些方面它可以使我们更快乐、更健康，并为我们节省一大笔钱。

第一部分

发现身体的奥秘

请照顾好你的身体，那是你灵魂唯一的居所。
——吉姆·罗恩（Jim Rohn），美国企业家、作家、励志演说家

我们不必对所有技术的细枝末节都了解得很清楚，就可以知道世界上正在发生的事情。我们也不必使用所谓的"积极经济公民权"[①]，来要求决策者做出正确的决定。
——张夏准，剑桥大学经济学教授

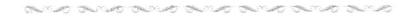

---

① 积极经济公民权（Active Economic Citizenship），文中提到的这个词为张夏准自创。——译者注

　　如果人类真的需要依靠药物才能生存，那么在我们发明药物之前人类就已经灭绝了。然而，在没有现代医学时，很多人都活到了80多岁。因纽特人在气候恶劣的北极圈过着没有电的生活，维京人从丹麦划船到了纽芬兰。即便没有药物的作用，人的身体还是可以抵抗大部分的传染病、治愈骨折、摆脱抑郁情绪。我们的身体可以自己产生吗啡、生长激素和快乐因子多巴胺，在我们体内甚至存在这样一类特殊的细胞——叫作自然杀伤细胞，它们可以消灭有害的病毒或肿瘤。这就是为什么，在你知道我的研究发现安慰剂常常有着和治疗药物相同的作用，而且大多医生都在使用它后并不会感到奇怪的原因。

　　读到这里，会有人问："你们是怎么知道这些的？"这个问题问得好，因为我们每天都会被一些所谓的新事物轮番轰炸，或是一种创新的食谱，或是一种新潮的运动，再或是一种新型的治疗癌症的灵丹妙药，它们都宣称有神奇的治疗效果。但这些治疗手段都需要经过严谨和科学的实验评估，我一般称这种评估为"公平测试"。事实上，如果你知道公平竞争是什么，你就知道严谨的科学实验是什么了。简单地说，就是把一种新的治疗手段和安慰剂进行比较，如果它被证明治疗效果比安慰剂更好，那么我们就会认可它的治疗作用。

　　但首先，让我来告诉你，你的身体可能带给你哪些惊喜吧。

你有一个神奇的身体

> 感冒经过积极的治疗，需要7天痊愈；若顺其自然，则需要一周痊愈。
>
> ——西·奥·霍普金斯（W. A. Hopkins），皇家海军指挥官

2万名囚犯是如何依靠每天 600 卡路里的热量活下来的

阿奇·科克伦（Archie Cochrane）是一位备受尊敬的苏格兰医生，于 1988 年去世。他坚持用系统评价的方法来进行医学研究，从而彻底改变了医学研究的方式。在此之前，第二次世界大战期间，他是一个战俘营里的医生。他是这样描述那段经历的：

我曾是一名高级军医，而且在很长一段时间里，我是唯一的军官和医生。（成为一个战俘已经够糟糕了，还让我当你们的医生有点儿太过分了。）战俘营中的 2 万名战俘中有 1/4 是英国人。我们每天只有 600 卡路

里热量的食物，而且大家全都在腹泻。除此之外，伤寒、白喉、感染、黄疸和白蛉热肆虐，还有300多名有严重下肢水肿的病人。面对这些问题，我们能依靠的只有一家破烂不堪的医院、一些阿司匹林、抗酸药，以及皮肤抗菌药。

这里仅有的资产就是几个忠诚的护理员，主要来自友军的战地救护队。即使在最好的情况下，死亡率高也不足为奇。据估计，在布拉格，仅白喉这一疾病因缺乏特殊治疗而死亡的人数就达到数百。而事实上，只有4个人牺牲了，其中3个还是因为德国人的枪伤。当然，这一令人惊讶的结果与他们接受的治疗或我的临床技能无关。在另一方面，它清楚地证明了，和人的自愈能力相比，相关的治疗手段起到的作用微不足道。有一次，作为那里唯一的医生，我向德国的斯塔布扎尔茨请求增派些医生来帮我处理这些糟糕的情况。他回答："不！医生是多余的。"我怒不可遏，甚至写了一首诗来发泄自己的愤怒。后来，我不知道他是明智还是残忍，但他确实是正确的。

当然，大多数战俘营里的人都不是普通人。在科克伦的故事中，那些士兵在他们被俘时都很年轻，而且他们至少在被俘之前比大多数人都更加健康。如果这个营地里都是些老弱病残，死亡人数当然会多。这就是我们医学中提到的"选择偏倚"，由于一开始被"选择"成为士兵的条件就是身体素质好，所以会使结果产生偏倚。但是，恶劣的生存环境和疾病的肆虐也损害了这些年轻人的健康，所以即使有像科克伦这样的好医生，也可能会死很多的人。科克伦的故事让我们见识了身体的自愈力有多么强大。有趣的是，人类身体上这些令人着迷的现象并没有出现在医学生的课堂上（或者至少没有加以强调让学生记住）。

关于身体不为人知的 10 件事，
可能颠覆你的认知

以下是关于你身体的一些事实。

- 同等重量下，你的骨头比钢还结实。因为一根尺寸相同的钢条会比骨头重几倍。理论上（在保证不弯的前提下，拿一块来说），人的大腿骨可以承重 8500 千克，相当于 5 辆小卡车。

- 你的胃酸，强到可以腐蚀金属锌。

- 你体内有 30 万亿个活细胞。30 万亿是个过于庞大的数字，人脑几乎无法运算。它是 30 的 12 次方。你必须活到 63000 年才有 10000 亿秒的历史。

- 一个成年人的大脑有 1000 亿个神经元，它们之间约有 1000 兆个连接。大脑中每个神经元与其他神经元之间有 1000~10000 个连接。这意味着大脑连接活动的组合数量已经超过了已知宇宙中基本粒子的数量。

- 平均来看，我们的身体仅有不到 10 年的寿命。皮肤每 7 年会完全更新。肝脏每年都会完全再生一次，其他器官也一样。我们身体里的细胞平均寿命大约 7~10 年。所以不管过去了多少年，从你出生到现在，你的身体年龄平均都不到 10 岁。你身体里唯一可以伴随你一生的只有脑细胞、心肌细胞和眼中的晶状体细胞。然而，最近的研究表明，一些被称为神经节细胞的脑细胞也能自我更新。

- 在细胞再生过程中，一些带有突变 DNA 的细胞如果不断分裂，就会产生癌变。然而，在自然情况下，有一种叫 P-53 的强大蛋白，它可以通过激活修复受损的 DNA 或杀死不可修复的细胞来阻止癌症的扩散。

· 如果把身体内所有血细胞排成一队，它们将有 10 万千米长，足够绕地球两圈。

· 你的淋巴系统负责释放身体内的毒素，你对它的认知应该不止于此，它的通道是血液循环的两倍。连接起来，淋巴管可以绕地球五圈多。

· 你的心脏一天要跳动 10 万次，一生共计要跳动 300 万次以上。而且在此期间，大多数心脏不需要修复和检查。

· 来自大脑的神经信号，传播速度可达 270 千米 / 小时。

你的免疫系统应该得到更多的重视。

你身体中的御敌防线

你无法回避这样一个事实：每天都有数以百万计的细菌、病毒、毒素和寄生虫进入你的体内，其中大部分都是有害的。呼吸时，它们就进入你的鼻子、嘴、喉咙和肺。你吃东西时，它们就进入你的肚子。你皮肤被抓破时，它们则顺势进入你的血液循环系统中。如果没有免疫系统，毫不夸张地说，这些侵略者可以在两周内把你吃得连骨头都不剩。这就是为什么尸体会被寄生虫腐蚀，因为它们没有免疫系统的保护了。免疫系统每天都在默默地、保质保量地处理着这些数百万的入侵者，即便你对这一切一无所知。

皮肤是抵御外敌的第一道防线。它有很多种防御手段：刮伤的时候有白细胞保护；吸入有害的病毒或细菌时，鼻腔和喉咙里的黏液就起到了防御作用，而且喉咙里的黏液也能吸附一些有害颗粒，避免它们进入体内。一旦这些病毒细菌被吸入体内，吞进胃里，胃酸很快就会将它们杀死。

在极少数的情况下，有些很顽固的细菌或病毒通过咽喉处的黏液防线进入了肺脏。别怕，它们还会在这里遇到专门对付它们的免疫系统。肺脏的肺泡微生态环境（肺脏是由很多个肺泡组成的）是十分娇嫩的，如果没有高度警觉的免疫系统的不停工作，肺脏很容易受伤。为了适应肺脏的这一特性，肺脏的免疫系统会长期待命，当细菌出现时就迅速开启全面攻击模式。

如果致病菌通过了咽喉处的黏液屏障进到了胃里，胃里的胃酸会好好"招待"它们。胃酸的酸性很强，足以杀死大多数致病菌，防止它们进一步渗透到身体里。奇妙的是，胃酸并不会破坏像糖、脂肪这种营养物质的吸收，甚至它还可以促进身体对蛋白质的吸收。只有在稀有病例中，一些有害细菌或病毒可能会通过胃进入肠道，有时是隐藏在一块食物中。如果这种情况真的发生了，肠道里的有益菌也会帮忙把它们清除掉。

如果有害菌逃过了咽喉的黏膜屏障、胃里的胃酸，并且躲过了肠道里的有益菌，进入血液循环，那么另一道新的防线将会被激活。血液中的免疫英雄就是我刚才提起的白细胞，它也是免疫系统的一部分。血液中充满了不同种类的白细胞，每滴血液里大约有 50 万个。在你被病原体感染后，它的数量还会急剧增加。

体积大的那类白细胞叫作巨噬细胞，它可以把入侵者整个吞噬，先饿死它们，然后再消化它们。如果一些细菌逃过了巨噬细胞，另一类白细胞会追踪它们，然后杀灭被感染的细胞。这种经过高度训练的杀伤细胞擅长"搜寻和消灭"任何受牵连的细胞。还有一种常见的白细胞，它们执行搜寻和消灭的任务，叫作自然杀伤细胞。第一次听说这个名字的时候，我以为这只是为了让人容易理解而取的昵称。但并不是，自然杀伤细胞就是它的真名。免疫系统甚至还有记忆功能，当同一个入侵者第二次来的时候，机体可以迅速全力出击，杀灭病原体。因此，有些疾病我们不会得第二次，例如水痘。

你体内有个药房

除了抵御外邪，你的身体里还有个药房，它可以减轻疼痛，对抗抑郁，让你平时能感觉良好。比如，身体里可以自己产生内啡肽，它是一种能让人产生自然兴奋的物质，通常在跑步或做瑜伽时会生成。内啡肽的名字是由"内生的"和"吗啡"两个词合成而来。内生的就是"在一个体系内产生"，是指在身体内自己合成的。把这两个词结合起来，就得到了内啡肽这个词，即体内产生的吗啡。实际上，吗啡和内啡肽的分子结构几乎完全相同，从对身体的作用看，它们也是相同的。那些让瘾君子上瘾的药物，或医生开的止痛药，其实身体里都能合成。

体内的药房还能产生其他药物，比如生长激素和多巴胺。生长激素可以促进细胞分裂和再生（对运动员来说，这也是一种禁药），多巴胺可以让你感到快乐（和可卡因一个效果）。除此之外，身体还能合成很多功效很强的化学物质，这些我会在第三部分详细叙述。

你脑海中的三个困惑

当你听我说完这些，知道了人类身体有多么的神奇，你可能会有三个困惑，接下来我将为你解答。

如果身体有自愈能力，那生病就是我们自身的原因吗？

不是。我们每个人的身体都受到先天基因和后天环境两方面影响，所以思维方式会慢慢地向不同的方向发展。我出生在加拿大，这是个富有的国家，母亲有一手好厨艺，使我渐渐养成了健康的饮食习惯。父亲每天坚持锻炼，努力工作，并且高标准要求自己。此外，我很庆幸有一群知心好友的陪伴。这些东西都不是我能选择的，但它们给了我良好的生活习惯和和谐的社会关系。与此同时，别人对我的期待有时会让我很焦虑。对于这点，我同样无能为力，就像你我都无法选择自己的出身一样。你还要知道，如果你已经做错了什么，再去责备任何事情或任何人，包括你自己，都是于事无补的。事实上，责备只会增加你的焦虑，损害你的健康。但是，无论你的身体有多么神奇，无论你现在的健康状况怎样，你仍然有机会去改善它，即使只有微小的改变。有一点需要提醒那些疾病晚期的人，即使情况已经够糟糕了，积极的态度仍能给你带来快乐和平静，我会在第十章继续探讨。

既然我们的身体的自愈力那么强大，为什么我们还会生病甚至

死亡？

即使我们已经有了这么多伟大的科学发现，仍然有很多谜题无法破解，其中就包括人类的年龄之谜。除非你有"X综合征"（一种真实且稀有的疾病，可以阻止人变老），否则你无法抗拒衰老。想一想我们吃了多少细菌和微生物，我们的身体承受了多少压力，我们会产生多少垃圾物质。这样艰巨的条件下，我们并没有想象中那样体弱多病，这是一件多么让人惊喜的事情。

如果身体能够自愈，为什么我们还需要药物？

我们通常是不需要药物的。大多数疾病都是能自愈的，比如背痛、抑郁心情、焦虑状态、儿童多动症和那些轻伤，都是不需要用药的。其他某些疾病，即使你吃药也很难痊愈。比如晚期癌症、帕金森综合征和严重心脏病，即使我们服用了适当的药物，也感觉不到好转。医学的作用范围仅限于那些我们自身不能治愈的疾病，以及那些可以通过药物治愈的疾病。有时候，我们就会产生误解，以至于有些人在他们应该吃药的时候盲目相信自愈力，更多的人则在身体可以自愈的时候服用药物。了解了身体的自愈力，你就能更好地知道什么时候你真的需要药物，什么时候不用。

有时药物的良好疗效会让我们觉得，无论什么时候生病了都应该吃药。但事实上，很多时候身体不需要药物就能恢复正常。绝大多数的感冒，无论你吃不吃维生素C都会痊愈；用不用阿司匹林，头痛也都会好；一些抑郁倾向用不用百忧解都会消失。要验证一个药物的治疗作用，就要拿出证据来，这就是我下一章的主题。

轻装上阵：丢掉负面情绪——干脆丢进垃圾箱里

很多人并没有意识到身体的神奇之处。因此，大多数人都会有负面情绪。认知行为治疗师说，我们人体内有一种叫作"内在批判师"的东西，它让我们自动用消极方式去思考问题。消极想法通常有以下共同点。

1. 思维极端，没有中间灰色地带。"我没有遵循这一锻炼计划／饮食／生活方式"，或者"我曾经试图改变，但完全没有用，以后也不会有用，它没有任何意义"。

2. 经常透视别人，用读心术。"他们一定觉得我很傻"，或者"大家一定觉得我没什么吸引力"，或者"变得更健康没什么意义，这完全没用"。

3. 否定自己的优点。"我可能擅长做营养餐，但每个人都会做。"

4. 大惊小怪。"我找不到钱包了！我的记忆力衰退了！"

5. 想法不切实际。"我应该可以坚持，虽然我已经筋疲力尽了。"

6. 对别人和对自己主观臆断。"大笨蛋"，或者"如果别人真的了解我，他们就不会喜欢我了。"

7. 觉得自己在劫难逃。"谁也救不了我了。"

这些想法几乎全是错的，而且毫无益处。同时，这些想法也是许多心理疾病的常见病因，所以对我们来说，这样的想法越少越好。认知行为学给人们提供了一种新的思维方法，可以阻止消极情绪对人们的感觉和行为产生负面影响。

认知行为学有助于治疗抑郁、焦虑和自卑，这一点是有迹可循的，它很大程度上是通过帮助人们战胜消极思维模式来发挥作用的。

我不是一个认知行为学治疗师，但是，一个认知行为学治疗师曾告诉过我一个简单有效的治疗方法，这种方法起效也很快。我曾经因为我的消极思维很苦恼，即使最近取得了一些成就，我也不能感到快乐。她当时给我的建议是：

想象你走在一条小路上，周围有一群淘气的小孩儿跑来跑去，他们还没有你的腰高。假如其中一个想要偷走你的钱包，你会怎么做？你可能不会恼怒，你只会轻柔而坚定地拨开他伸进你口袋里的手。然后你会忘记这件事，继续往前走。你同样也能这样对待自己的思想。如果那些你不想要的消极想法进入了你的大脑，就像拨开小孩儿手一样拨开它们就好了。

下次当你再有消极想法的时候，告诉自己它不是真的，然后把它拨到一边。留下那些美好的东西陪你，然后继续你的生活。

什么时候能相信证据

一位医生和一位律师被邀请去参加聚会，但是医生并不开心，因为人们总是抓住这个免费的机会，不停地向医生咨询健康问题。医生忍无可忍，问律师："他们没完没了地问你法律问题的时候，你是怎么解决的？"

"我给他们解答问题。"律师说，"然后我会给他们一个账单。"

医生恍然大悟，决定试一试。第二天，他略带歉疚地为之前向他询问的人们准备了账单，当他把这些账单放进信箱的时候，他发现了律师寄给他的账单。

我不是个临床医生，但我研究医学，所以那些在聚会上别人拿来问医生的问题，他们也会拿来问我。"你认为中药怎么样？""化疗的利大于弊吗？""药用大麻能治抑郁症吗？""你怎么看疫苗和孤独症？"……回答这些问题必须有确凿的证据。如果有确凿的证据证明一种疗法有效，我们就该相信它。如果没有，我们就应该谨慎地使用了。我们每一个人都需要知道一种特定的治疗方法在某些方面的疗效，所以，我们应该对那些有说服力的证据进行全面了解。问题是，一种药物的作用在被证实之前，新闻界总喜欢用很夸张的标题来描述这种药物，比如"灵丹妙药"；而在学术界，学者们则用一种高深莫测且晦涩难懂的语言来描述他们的研究成果。更糟糕的是，那些学者很少费心把他们的研究翻译给其他学者，更不用说给那些外行的公众了。所以，就出现了这种现象——一个化学博士很可能看不懂一个物理博士写的东西。

但是如果你掌握了一些基本知识，在叙述足够清楚的情况下，那些证据就很容易理解了。我曾经写过一本书叫《循证医学哲学》，在这本书中我把医学研究的语言翻译给我的哲学系学生。在这一章，我也会把医学研究的语言解释给你们听。你会发现，想要了解更多的医疗知识，你只需要掌握一些相关的基础知识，就足够成为一个"积极医疗公民"，这能帮你分辨什么状态的健康、治疗用药和医疗制度才是对你最好的。

公平设计，随机实验

如果我说百米赛跑我可以超过博尔特，肯定没人会相信我，除非我能真的和他比一次，并且赢了他。如果我拒绝比赛，就可能被说成是一派胡言。然而，这种胡言在药品市场比比皆是。要证明一种疗法的有效性，你需要比较服药和不服药两种不同情况的结果，也就是说你必须要来一场"比赛"。

例如，如果一个研究者从制药公司那里获得了好处，那么在你身患感冒的时候，他可能就会给你吃维生素 C。5 天后，你的病好了，他就会告诉你，是维生素 C 治愈了你的感冒。但是，大多数感冒不用吃药，5 天后也会痊愈。要证明维生素 C 是否起作用，你需要把服用维生素 C 和不服用维生素 C 的人做比较。只有吃维生素 C 的人痊愈得比不吃维生素 C 的人快，我们才能说维生素 C 起作用了。不过，这个比赛在一开始时就要保证公平。

如果我同意和博尔特比赛来证明我没说谎，但是我要求在比赛中占尽一切有利条件，你就会说这个比赛是不公平的。无独有偶，在药物研究领域，这种谎言我们已经司空见惯了。比如，实验者可能选取更年轻健康的人去维生素 C 组，但把一些年老体弱的人分到对照组。因为年轻力壮的人会比年老体弱的人恢复得快，所以这个实验就不能说明问题，因为在实验一开始，维生素 C 组在病情恢复方面注定更有优势。

维生素 C 组和对照组的被试者的相关影响因素应该尽可能一致，即组间均衡。为了保证组间均衡，有些科学家通过掷硬币的方法进行随机分组。事实上，他们并没有掷硬币，而是用电脑软件进行随机分组。当我们用掷硬币的方法随机决定患者进入哪个组的时候，我们的实验设计就公平了，这种实验就叫作随机实验。

用盲法杜绝作弊

在 2016 年的自行车世界锦标赛上，比利时选手芬克·万·德恩·德烈契（Femke Van den Driessche）被发现私自在自行车上装了一个马达。芬克宣称那不是她的自行车，是队里的修车工不小心给了她错的车。不管怎样说，她知道装马达是作弊行为。这种作弊行为在医药研究行业十分常见，即使他们不是故意的。例如，如果一个医生相信维生素 C 的药效（或者医生收了该制药公司的好处），就会在治愈标准上有明显的个人倾向，比如病人在治疗后只有些轻微咳嗽，如果你在维生素 C 组，医生会认为你已经治愈了；如果你在对照组，医生反而会认为你还没痊愈。同样，那些病人和实验相关人员也会有这样的个人倾向。如果人们相信这种治法有效，那么在病人没有好转的时候，他们会想方设法改善观察指标和病人症状。我知道的有代表性的研究就是"课堂上的皮格马利翁"（Pygmalion in the Classroom），学生的智力发展具有巨大的潜力，教师对学生的期望越高，学生智力发展的可能性就越大。

在 1964 年春天，罗伯特·罗森塔尔（Robert Rosenthal）和丽诺尔·雅各布森（Lenore Jacobsen）去了一所名为"橡树学院"（真实名称不详）的真正公立学校（国家出资建立）进行一项实验。

他们两个人给一到五年级的 500 个学生做了一个测试，这个测试有个如雷贯耳的名字——哈佛习得变化测验（Harvard Test of Inflected Acquisition）。老师们会组织一次多项选择题测试，然后有两名独立评审员给他们分别打分，但他们并不知道他们自己就是被试者。老师知道试题答案和学生的分数，但是不能告诉学生和家长。一年之后，同样的哈佛习得变化测验，同样的老师，同样的独立评审员。我们发现在上一次评定中，学习进步潜力大小排在前 20% 的学生，在英语、数学甚至 IQ 水平上与其他学生相比都有了显著的提升。

有趣的是，哈佛习得变化测验确实是一个测 IQ 等级的测试。不过，他们并没有选择前 20% 的学生告诉老师，而是随机选取了 20% 的学生。这些学生之所以能够如此突飞猛进并不是因为他们的本身智商，而是因为老师相信他们能够取得进步。当老师知道某个学生会突飞猛进的时候，他们会格外关注这个学生。老师的格外关注，就会变成学生进步的动力。同样，当医生或实验者认为他们正在给予病人最有效的治疗时，他对实验组和安慰剂组的态度甚至治疗都会有很大不同。更重要的是，医生知道哪些病人在接受安慰剂治疗，他们可能就不给这些病人提供高质量的治疗，因为他们认为这是"不值得"的，更何况他们还要把有限的时间分配到众多的患者身上。只有在"关心"成为一个独立收费项目时，关心的相关技巧才会有用武之地，医生才会有意识或无意识地去关怀病人。

为了防止发生偏倚，我们要对实验者使用"盲法"，这意味着实验者不知道这个病人应用了何种治疗。为了实现盲法，给病人的安慰剂理所当然地要和药物的外观一样。对于药物来说很好实现，但是对那些复杂的疗法，如姜茶和运动疗法就很困难了。

盲法在实施时是不容易成功的，因为实验者很擅长分辨真药和高仿的安慰剂。为了防止实验者知道病人的分组，一个常用的方法就是给病人一个秘密的编码。比如，一个病人的编号是"2958"，另一个是"5829"。"解码"就是看这个号在哪个组。可能会有一张纸纪录，"2958=安慰剂"及"5829=药物"。

有时实验者和医生可以自己解码。肯尼思·舒尔茨（Kenneth Schulz）是国际临床研究支持中心定量科学部的主席。他建立了一个专题研讨会，在那里，实验者可以匿名说出他们识别出实验分组的方法。以下是他发表的其中一个方法。

研讨会中的一个成员曾经试图破解一个容器编码方案，但是在一次次的钻研失败后，最终放弃了。一天晚上，她注意到首席研究员的办公室里亮着灯，就想顺便进去打个招呼。但是她没看到首席研究员，而只看到了同在一个研究组的主治医师。主治医师厚着脸皮说他在找实验的分组结果，因为他绞尽脑汁仍不能破解这个分组方案。这个研讨会成员的反应同样让人费解，她说他的努力太让人感动了，然后还帮他继续翻文件。

皮格马利翁实验表明，当一个医生给予病人最好的待遇时，就能使病人恢复得更快。所以对病人设置盲法很重要，因为他们的自我期待可以改善实验结果，对实验者设置盲法也很重要，因为这会影响统计方法的选取。安慰剂控制疗法是为了帮助、确保盲法的顺利实施。即使盲法在单个实验中应用得很完美，也不能完全说明问题。我们还要避免"断章取义"。系统评价就是一个能专门避免断章取义的方法。

系统评价指向更好的最终结果

瑞士男子冰球队在 2006 年奥运会上击败了加拿大队，如果就此得出"瑞士队比加拿大队更好"的结论就太片面了。只看这一场比赛的话，瑞士队确实比加拿大队更好，但这是瑞士队唯一一次击败了加拿大队赢得了奥运冠军。因此，要判定哪一个队伍是最好的，我们需要从全局上看。从全局上看，加拿大队要比瑞士队好得多。瑞士可能还有其他的优点，比如瑞士巧克力很好吃，但冰球确实不是他们的强项。药物实验也是如此，要公平地判定一个队伍是否为"胜利者"，所有相关的证据都必须加以考虑。虽然我们认为这是理所应当的，但人们却很少这样做。

如果我想知道百忧解是否比安慰剂有效，我就不能断章取义地只选那些结果表明百忧解疗效优异的研究论文。我必须仔细阅读所有相关论文，即使有些结论是负面的。起初，当我知道我需要阅读不止一篇论文时，我感到十分惊讶，难道一篇论文不够吗？结果无非是有效或无效，对吧？这当然是错的。一篇论文只能告诉你一次实验的结果，但是任何一个真正做过研究的人都知道，这是一项繁杂的工作，而且这有很大的随机性：有时，一种药物对某些人能起作用，但对其他人却是无效的；有时，一个研究其实是有缺陷的，可惜你并不会知道，因为研究者会将这些隐藏起来。

正因如此，阅读所有的相关文献才显得很重要，这样你看到的论文结果不会碰巧全和你预料的相同。我们要把所有实验都综合在一起，必要时用统计学方法计算一个平均效应值，这种方法就叫"荟萃分析"。系统评价经常给人一种高深的感觉，但它其实很简单（虽然也很枯燥乏味），就是把所有关于一个特定问题的研究文献汇总在一起。所以，如果我想知道百忧解是否有效，就需要搜集所有验证百忧解疗效的实验论文，无论是横向的还是纵向的。

小结：什么样的证据才是有力的

如果有一篇总结随机盲法实验的系统评价表明一个疗法是有用的，那么它可能真的有用，否则我们就有理由保持怀疑态度。例如，现在你可能会问，有没有确凿的证据表明维生素 C 能治愈感冒，或者大麻能治愈抑郁症？我只需要在谷歌搜索栏里输入"系统评价，维生素 C，感冒"，就会发现一篇总结随机盲法实验研究维生素 C 在感冒中的作用的系统评价。（我并不是推荐大家把谷歌搜索当作文献搜集的终极方法，我只是想说，如果你突发奇想，想知道一种药物或疗法是否有效，那么找到一篇随机实验的系统评价是件多么简单的事情。）

我十分仔细地研读了这篇论文，它得出的关于维生素 C 疗效的结论很有趣。一方面，维生素 C 看起来并不能治疗感冒，但是在另一方面，如果你定期吃维生素 C，你的感冒会好得快些。至于药用大麻，一篇系统评价似乎提出它不但不能治愈抑郁，反而会加重抑郁。

有些人可能会跟你说，要证明一个医疗手段的有效性，需要的证据不止我描述的这些。他们说得对，你还需要一种完全不一样的证据——定性研究，也就是了解人们的感受。你需要观察许多年，才能确定一种疗法的长期效果。然后医生再判断证据是否适用于个别病人，而且我们一般不需要随机实验或系统评价来证明这种治疗方法的有效性。正如我说的，真正的科研是一个繁杂的过程，结果也可能不如人意。

药物研究论文的三个偏差

出版偏倚

大约一半的实验是不会被发表的，尤其是那些没有呈现阳性结果的实验。这就意味着系统评价包含的实验样本是有偏差的，而且这个阳性结果经常被放大。你很难或者根本不可能发现那些没被发表的实验。本·戈尔达莱（Ben Goldacre）曾在他的 TED 演讲中，讲到一个他给病人采用瑞波西汀来治疗抑郁的故事。戈尔达莱是一位证据专家，他查找过许多文献，然后发现文献表明瑞波西汀比安慰剂疗效好，而且和其他抗抑郁药物的疗效一样好。因为这个病人服用了其他抗抑郁药并没有效果，所以他决定试一试瑞波西汀。

但事实表明，这篇文献提供的信息并不全面。在 6 个未被发表的实验中，比较瑞波西汀和安慰剂的效果得到的结果是阴性的（即瑞波西汀的疗效不如安慰剂）。也有一些未被发表的实验表明，瑞波西汀比其他抗抑郁药疗效更差。在这种实验没有被完全发表的情况下，医生和患者如何才能选择合适的疗法呢？

更糟糕的是，政府没有要求医药公司公开所有与药物利弊相关的数据，这有点儿可怕。如果一个公司隐瞒了因汽车刹车失灵而导致有人丧命的事实，你会怎么想呢？同样，如果没有任何规定要求医药公司公开产品的所有实验数据，我认为这是件很疯狂的事情。当我跟别人说起这件事的时候，他们也觉得这很难以置信。因为医生给病人开了药，但是他并不知道这个药物的疗效有多好，也不知道它的副作用有多大，这将多么恐怖。如果你很幸运地生活在一个有政府资助的医疗体系的国家，比如加拿大或英国，那么你可以通过纳税来支付这些治疗费用。如果你的国家没有公费医疗制度，那么你就必须自费支付医疗费用。因此你有权利去了解关于这些疗法的所有实验数据，无论好坏。实验公开运动（www.alltrials.net）之类的活动正在努力改变这种现状，并且取得了一定的成果。

隐性偏误

因隐性偏误导致的结果更严重，如果这种偏误没有被发现，那么即使经验丰富的专家也会被骗，以为实验是公平的。有趣的是，隐性偏误总是使实验结果偏向新药物。这很符合出资支持这个新药研究的厂商的利益。有时它也会让实验得出的结论很荒谬。一个德国的科研团队做了一个观察实验，比较三种抗精神病药物的疗效，它们分别是奥氮平、利培酮和喹硫平。他们发现，奥氮平的疗效比利培酮好，利培酮比喹硫平好，同时喹硫平的疗效比奥氮平好。这结果多么荒谬！

如果我告诉你，莎拉比约翰尼高，约翰尼比马克高，而且马克比莎拉高，你会怎么想？并不需要有多高的智商就能判断出这是不可能的。但是这种奥威尔式的伪事实在医学文献中屡见不鲜。那些抗精神病药物研究实验都应用了随机盲法，所以它们看起来全是可信的。影响实验结果的因素似乎是谁为实验提供了资金。如果利培酮的厂商出资做了这个实验，那么利培酮就"赢"了；如果喹硫平的厂商出资做了这个实验，那么喹硫平就"赢"了；同样，如果奥氮平的厂商出资做了这个实验，那么奥氮平就"赢"了。德国的研究者推断这些实验都存在着隐性偏误。而这些隐性偏误在阅读学术论文的时候是不可能被发现的。这些文章看起来可能极其工整，但是他们会利用统计学投机取巧，或明目张胆地在实验中作假，当然，他们并不会把这些发表在学术论文中，所以我们不会知道这些隐性偏误的存在。

正如我在之前说到的，这本书的目的并不是为了揭发药厂的恶劣行径。为了公平起见，我还是要强调一下，很多药厂也做了不少好事。最好的例子可能就是我之前提到的马里奥·内格里研究所。虽然医药公司要对科研领域的隐性偏误负首要责任，但他们并不是唯一隐瞒数据的人。一些科学家被发现也有隐瞒数据的嫌疑，因为他们只有依靠"正确"的结果才能继续职业生涯。与此同时，对于很多医疗数据，我们实际上必须保密，而且对工厂实施的经济补助的措施并不起效。因此，每当我对医疗证据展开严肃地讨论时，这些问题应该必须被考虑在内。

相对或绝对（人们常在此撒谎）

公平地说，一只蚂蚁比大象还要强壮。一只切叶蚂蚁能搬起超过自身体重 50 倍的重物。相当于人类用牙齿举起一辆卡车，或一头大象举起一座砖房。真让人难以置信，我因此对蚂蚁肃然起敬。也正因为如此，我觉得大象（或者人类）更需要帮助。同样体积的力量的学名叫作相对强度，即使是拥有哈佛或牛津学位证书的那些聪明人也会把这相对的事情搞混。这就是为什么我在这本书中使用绝对效应值的原因，如果我不使用，你一定会搞混。然而，等我讲完蓝鲸和藤壶的故事后，我敢保证你再也不会搞混了。

蓝鲸是地球上已知的最大的哺乳动物，它比我们知道的最大的恐龙还要大。成年的蓝鲸人约有 30 米长，体重达 170 吨。它们比两辆校车排成一排还要长，它们的尾巴像货车那样宽，而且它们的心脏和小汽车差不多大。如果你近距离观察蓝鲸，就会发现一些附着于蓝鲸皮肤上的小的贝壳类生物——藤壶。成年人能很轻松地拿起成熟的藤壶。现在如果我问你蓝鲸和藤壶，哪种生物的阳具更大，你可能觉得我在开玩笑。蓝鲸的阳具比一个成年人还要大，而藤壶的阳具都不会比你的手掌大。

显而易见，蓝鲸赢了。但这只是基于绝对值的比较。

如果我们按它们的身长比较相对值，结果就不一样了。藤壶阳具的长度是身长的30多倍，因为藤壶不会移动，所以它的阳具需要足够长才能让配偶受孕。而蓝鲸的阳具却比它的身长短许多。当我们读到药物治疗效果时，一般指的是相对值而不是绝对值，这就很容易让人困惑，甚至会误导人们。

在欧洲实验中，研究者把12218名心脏病患者随机分成两组，实验组服用药物培哚普利，对照组服用安慰剂。培哚普利可以舒张血管，相对减少循环血液，从而减轻心脏负荷。在服用药物或安慰剂4年以后，研究者比较了实验组和对照组中的死亡人数和严重心梗的人数。对照组中有10%的人死亡或发展为严重心脏病，相比之下实验组中只有8%，所以药物和安慰剂之间的差别只在2%。

有些时候，2%也是个很大的数字。它意味着100个人里，你可以阻止两人的死亡或病情急性发作。对一些人来说，2%并不算多，它只意味着为了挽救一个人的生命或防止一个人的心脏病急性发作，你必须给50个人服用培哚普利。

当有两种选择摆在你面前，一种是终生服药，一种是有2%的可能失去生命或遭受心脏病发作的痛苦，一些人可能会把手伸向药物。但很多人可能会忽略药物而选择自己的运气，大不了多做些运动。（一个对相关实验的系统评价表明，运动可以起到和药物一样的预防心脏病的作用。）

然后事情就变得更加让人困惑。关于那个实验的文章作者并不说药物有2%的作用，而是说药物有20%的作用，因为20%看起来比较大，并建议每个有心脏病风险的人都应该服用药物。然而，到底是怎么得出这 20% 的结论的呢？因为用了具有误导倾向的相对值。说培哚普利有 20% 的作用就像说藤壶有比蓝鲸更大的阳具。计算相对量的数学公式并不复杂。你把这个绝对作用值（2%）除以对照组的绝对作用值（10%）就得到了相对值。这样，相对值就是 2% 除以 10%，就得到了 20%。这个数学计算并不难，但是对大多数人来说，它并不像看起来这样简单。

绝对效应值这么小的情况下，实验中一点小小的隐性偏误都会让实验结果截然相反。

· 服用培哚普利的实验组中，更多的病人没有坚持到实验结束，其中大多数人因为药物的副作用而选择了放弃。如果这些人没有脱离实验，那么实验组的结果可能更糟糕。

· 欧洲实验执行组的 5 名成员在利益问题上有争执，这可能影响了实验结果。

这些因素可能导致了改变结果的小小的隐性偏误。知道了这些，当我们在另一个实验中看到培哚普利的疗效并没有优于安慰剂时，就不会那么惊讶了。事实上正是如此。

在和平实验中，研究人员随机调查了来自 4 个国家的 8290 名患者，让他们服用普兰多普利（培哚普利的表兄弟）或安慰剂。结果普兰多普利并没有表现得比安慰剂优异。和平实验与欧洲实验的结果之所以有差异，可能是因为药物略有不同，也可能是隐性偏误对实验结果造成的微小影响，尽管有时人们不相信是因为这个。

目前，关于他汀类药物也有类似的争论，他汀类药物对确诊有心血管疾病的人治疗效果显著，比如得过卒中或心梗的人。但是并不是所有服用他汀类药物的人都是确诊有心血管疾病的人，而且一些专家说，每个 40 岁以上的人（无论是否有患心血管疾病的风险）都应该服用这些药物以预防疾病的发生。但是他汀类药物对没有心血管疾病的人并没有效果。

在最新的随机实验里，未确诊有心脑血管疾病的人群中，服用了他汀类药物的人有 3.7% 仍然去世了，然而服用了安慰剂的人有 4.8% 在 6 年内死亡了。这意味着他汀类药物的（绝对）效果是 1.1%（4.8%—3.7%）。然而，当结果公布时，报告上写道，他汀类药物可以减少 24% 的死亡率。他们是怎么从 1.1% 中得到 24% 的呢？

他们用相对效应值误导了人们……

我们也应该了解，人们决定是否服药时不止考虑到药物的治疗效果，也会考虑到药物的治疗作用是否大于其毒副作用。而且与一个微不足道的好处相比，人们更介意一个小小的伤害。更何况，结果得到的低作用率更可能来自微小的偏误（隐性的）。考虑到这点，下面这三个事实你就要知道了。

- 他汀类药物有普遍安全性，大约 1% 服用的人会出现肌肉疼痛或糖尿病等副作用，而且大约 1‰ 的人会患卒中。
- 就像欧洲实验那样，很多主导他汀类药物实验的研究者有财务上的利益冲突。其他实验中也会有类似的冲突，导致实验结果中药物的治疗作用被夸大。
- 做这种大规模实验时，研究者没有公开所有数据，这样一来，他汀类药物的整体功效仍旧是个谜。

除此之外，他汀类药物在没有心脑血管疾病的人身上也有作用，即使作用十分微小。面对终生服药的选择，或将死于心血管病的概率提高 1.1% 的选择，有些人乐于选择终生服药，但更多的人不会选择这个。

即使关于他汀类药物的疗效证据有很多问题，很多他汀类药物的铁杆粉丝也会说，我们本就不该有选择。就像维生素 A 和维生素 D 被加入在牛奶中，只是为了预防失明和佝偻病，他们认为现在他汀类药物应该像聪明豆①一样流行，甚至应该把它加入水中，强制人们服用。特别是在某些有国民医疗保健制度国家，纳税人承担心梗和卒中的治疗费用，如果是我们要出钱为他们治疗，为什么要让他们拒绝服用他汀类药物呢？

他们可能会说，一个极小的作用率如果加到全部人口上，也会变得十分庞大。例如，让婴儿平躺着睡觉能降低婴儿死亡率远不足 1%，但因为有很多婴儿诞生，所以每年，仅在英国就能挽救 500 多个婴儿的生命，在美国和欧洲，分别能减少 2000 多个婴儿的死亡。让婴儿"平"安睡觉（就像宣传语中说的），确实可以挽救婴儿的生命，即使是一个生命也是宝贵的。同样的，照此推论，如果每个人都能吃他汀类药物（包括那些不太容易得心梗的人），我们就能挽救上千个生命。

我们就是否应该强制人们服用他汀类药物进行争论，其实是没有意义的，因为这些药物并不像维生素 A、维生素 D 或让婴儿平躺着睡觉那样没有副作用。对一个人来说，他可以有预防心脏病的其他方法，比如坚持锻炼和改善饮食。强迫他们去吃药就剥夺了他们选择其他方式的自由。而且，除非我们能证明他汀类药物确实利大于弊（对得心梗可能性不太高的人），否则我们根本没有讨论这个问题的必要。我们看到的事实是，关于服用他汀类药物对患心梗有中低风险的人来说是否利大于弊，仍然有很多公认的问题没有解决。

---

① 一种名牌巧克力豆。——译者注

至于另一个关于低作用率的问题，我只能说，事实上，人的个体差异比药物的作用对人体影响更大。

我和其他人不一样

我的一个朋友兼同僚——唐纳德·吉利斯教授（Professor Donald Gillies），告诉我了一个有趣的故事，这个故事讲的是他在罗马的侄女。当他的侄女快 16 岁时，他去罗马看望了她。在罗马，一个 16 岁的年轻人骑摩托车很常见。为了打消侄女的这个念头，他引经据典，向侄女描述骑摩托车是一件多么可怕的事情，它会让人肢体麻木，一不小心还会丧命。作为一个学者，唐纳德引用了最新的统计数据，希望借此吓到他的侄女。侄女马上就认同了所有的统计结果，这让唐纳德非常惊喜。他认为他成功地让侄女放弃了骑摩托车的念头。但是侄女接着说，这些数据并不适用于她。她说，那些骑摩托车造成伤亡的都是因为他们酒驾、超速或疲劳驾驶。而她不会喝酒，不会超速，骑的时候会十分小心。她可能不知道，她让唐纳德开始思考一个在医学上存在巨大争议的问题：实验得到的平均结果什么时候可以适用于个人？

就像唐纳德教授的侄女与意大利大多 16 岁的青年不一样，你可能也和临床实验中的多数人也不一样。实验通常会排除烟民、患有其他疾病的人、小孩和老人。但是一旦这种治疗方法在实验中被证实有效，它就会被应用于所有人，即使那些人并不在实验纳入标准中。那我们如何才能知道这些药物对他们有效呢？人们如何才知道这些实验结果适用于他们呢？当然，他们有时不知道。

　　一些抗精神病药物被证实在成年人中有效，就会被应用于小孩。然而进一步的研究发现，它对儿童的治疗作用并不明确。有一个案例更具有戏剧性，一个叫作苯恶洛芬（在美国叫作苯恶洛芬，在欧洲叫作奥普仁）的治疗关节炎的药物，在实验中被证实对 18 岁~65 岁的患者有效，然后在一篇报道中称该药物导致了 12 名老年患者死亡，这篇报道一出，苯恶洛芬就被禁止出售了。但这似乎表明，这种药物和老年人的身体在一起引起了严重的化学反应。

　　他汀类药物的实验面临着同样的问题。研究者在他汀类药物实验中排除了很多人，这些人也许有肝病或肝功能异常，或有炎性肌肉疾病（主要是肌肉疼痛），也许有的病人在服用其他药物（包括其他降低胆固醇的药物），抑或有的病人有其他严重的疾病可能随时退出研究。如果我们把他汀类药物放到水中，或者要求所有人都服用它，那么这些被排除的人也必须服用。但是实验并没有告诉我们，那些最初被排除的人吃药后会出现什么样的反应。

　　一旦把国家和文化因素也考虑在内，问题就变得更加复杂了。几年前，印度南部的泰米尔纳德邦计划实施一个旨在改善儿童营养不良的项目，包括教育母亲、额外的健康服务和食物供应。这个项目很成功，将 6~24 个月孩子的营养不良率降低了 33%。

　　受到泰米尔纳德邦成功经验的启发，孟加拉国也展开了一项类似的项目。然而，这个项目却没有起作用。不是因为泰米尔纳德邦的人和孟加拉国的人不一样，而是两地的文化不同。孟加拉国的"婆婆"和"男性采买"的文化习惯可能是导致这个项目失败的原因。不像泰米尔纳德邦，在孟加拉国，妈妈并不能决定孩子吃什么，男性一般负责食物的购买，所以教育母亲是于事无补的，而且据说婆婆们会把孩子的食物分给她们的儿子吃。

在实验中，我们有一些不同的方法可以解决被试者不同的问题，所有这些解决方案，包括新兴的个性化医疗和基因医学，都会承诺自己作用强大，但结果始终不能令人满意。因为这些方法的细节有点儿晦涩难懂，所以我就不过多赘述了。（如果你对这些专业知识感兴趣，可以参阅我关于适应能力的论文。）因此，要确定一种研究方法不仅对普通人管用，而且对你自己也管用的时候，除了应用那些技术方法，监测自身对治疗的反应也很重要。如果结果显示治疗起作用了，那么恭喜你，在你身上的疗效可能会比被试者更好。反之，如果没有效果，或者有疗效但副作用更严重，那么你需要和你的医生反映，考虑其他可能性了。药物的滥用问题说明，持观望的态度是不行的，我们要时刻保持警惕。

没有什么是完美的（即使是随机实验）

当我们听说一个有几千人的大实验时，我们会认为它是具有说服力的。确实如此。大规模的实验很厉害，因为人们之间的差异性将不是问题，这会让实验结果更可信。这也就是为什么随机实验会被当作医学实验的"金标准"了。很讽刺的是，只有当实验因素的影响很小时，我们才通过大样本实验得到阳性结果。而当你想看尤塞恩·博尔特比他的对手快多少时，并不需要让他们比上千次，只需要几次就足够了。

这种讽刺的情况也是有好处的，戈登·史密斯（Gordon Smith）和吉尔·佩尔（Jill Pell）在2003年写了一篇讽刺文章，名字叫《降落伞是用来保命的，但人的主要创伤来自对重力的对抗：随机实验的系统评价》，这篇文章的目的就是讽刺医学证据专家们。戈登·史密斯和吉尔·佩尔推断：

　　循证医学的拥护者们会批评仅使用观察性（而不是随机实验）数据来评估干预措施的做法。我们认为，如果最狂热的循证医学教徒组织并参与一项双盲、随机、安慰剂对照的降落伞交叉实验，每个人都可能受益。

　　史密斯和佩尔说的是对的，很多疗效奇佳的治疗方法并不需要随机实验。我们都知道体外自动除颤仪可以恢复心跳，气管切开术可以打开阻塞的气道，海姆利斯术可以清除气道阻塞，青霉素可以治疗肺炎，还有肾上腺素可以治疗重症过敏性休克。这些疗法都没有经过随机实验，但是它们的效果是众所周知的。

　　问题在于，那些研究者和药厂认为，他们的新药或新疗法已经足够好，不用经过大样本的随机实验就可以进入临床应用。然而，具有革命性的新疗法没有多少，甚至大约一半的新疗法都不如现有疗法有效。唯一不需要经过随机实验的，就是这种新疗法具有绝对的巨大疗效的时候，但这种情况十分罕见。

结论

　　"好"的实验研究就像是一场公平的比赛，但如果你不知道相关术语，当然是很难看懂的。大多数新疗法的作用是很微小的，这是个问题。所以当你读到类似有巨大疗效的突破性药物的描述时，它一般都在说相对效应。就像说蚂蚁比大象力气大。

事实上，有一个经验法则：如果你读到一个标题，说药物的作用率大于 10%，那么几乎可以肯定的是药物的相对效果。实验中存在的很多问题都会使结果变得让人难以相信，所以我们必须保持警惕。就像民主如果没有与其他的政体相比，将是最糟的一种，随机双盲对照实验如果没有相较于其他方法，将是检验药物疗效的最好方法。其他方法充其量不过是故事或是观点。

练习 1：向你的医生询问绝对的好处和坏处

下次无论你是从什么地方读到，或者听朋友们谈论到那些医学突破性进展、新的饮食习惯，或锻炼模式时，研究一下，有随机实验支持吗？有证据说明它的害处吗？不是说总结随机实验的系统评价是让你相信的基础，而是想让你知道，在相信某件事之前，你需要多问几个为什么。

这一点很重要，因为有时医学专业人员或新闻发布会可能会利用相对效应率来愚弄你。因为他们经常会分不清绝对风险和相对风险。不管谁向你推荐一种治疗方法时，你都应该问问以下问题。

- 如果你不用这种治疗方法，你会怎么样？
- 如果你接受这种治疗，对你有什么好处（即确定这种疗法的绝对疗效）？
- 这种疗法可能会产生什么副作用？

以下是一段患者和医生之间的谈话。这位患者存在一定患心血管疾病的风险，他们在讨论是否应该服用他汀类药物。同样，当你或你的孩子可能使用某些疗法（特别是止痛药、抗抑郁药、ADHC 和膝关节、臀部及背部的外科手术，这些我会在第七章详述）时，也要清楚地了解这些问题。

为了事先提醒你，我不会告诉你，无论是吃他汀类药物还是采用其他疗法，它们的平均疗效都很低，选择哪一种疗法取决于它的疗效证据、你的价值观和医疗环境，总的来说，这是个人选择。我会尽量把那些晦涩难懂的专业信息解释得通俗易懂。对你来说，你要选择一种对自己最好的治疗方法，需要知道各种疗法的绝对疗效和副作用。你还需要知道这种调查出来的平均疗效是否适用于你，你需要监测你的药效。

医生：根据你的描述，你有一定的患心血管疾病的风险，也就是说，你可能会得心梗或卒中。对你们这种人来说，他汀类药物可以减少 14% 患致命的心梗和卒中的可能性，所以我建议你服用这些药。

患者：嗯……你不介意我问一些问题吧？首先，如果我不吃药，我会怎么样？

医生：当然可以。你现在的症状说明你有一定的患心血管疾病的风险，简单来说，就是如果有 100 个和你差不多的人，如果不吃药的话，大概有 10 个会在 10 年内患严重心梗或卒中。

患者：谢谢。现在我知道了。如果我吃他汀类药物，我患心梗或卒中的绝对概率是多少？

医生：最新的证据表明，对你来说，他汀类药物的绝对有效率在 1%～2%。所以在 100 个像你这样可能患卒中或心梗的人中，如果不吃药，会有 10 个人在 10 年内发病，但如果吃药，会有 8 个或 9 个人发病。

患者：我知道了，但我还有两个问题……

医生：请问。

患者：他汀类药物可能存在哪些副作用呢？

医生：他汀类药物对大多数人来说是安全的，而且大多数人吃完之后不会出现副作用。据目前观察，大概 100 个人里会有一个人出现肌肉疼痛或乏力的症状——然而我也不确定这些症状是不是由药物引起的，也可能就是人们感觉不舒服，误认为是他汀类药物引起的。他汀类药物也可能导致糖尿病，也是 100 人里有一个的可能性。当然还有一种很罕见的情况，那就是他汀类药物可能导致卒中，大概 1000 人中会出现一例。

患者：谢谢。我还有最后一个问题。我曾经在网上看到一些文章，讲了什么样的证明数据是有偏误的。你刚刚说的那些有偏误吗？

医生：问得好。确实很多数据都存在偏误。关于他汀类药物，有很多争议，因为研究他汀类药物的那些科学家在经济利益方面有些冲突，而且他们也没有公开所有的实验数据。其他也有些实验存在这些问题，后来我们发现那些实验结论通常不仅夸大了治疗作用，还美化了副作用。与此同时，大量的数据已经公开了，我也不认为对数据进行更深入的独立研究会发现更让人惊喜的药物疗效。我们可能认为他汀类药物的疗效比我们想象得稍微差点儿，而副作用却比想象中大点儿。不管怎样，对你们这些有一定心血管疾病风险的人，他汀类药物还是可能有益处。

这时，患者的回答可能有三种，所以这场谈话会有三种可能的结局……没有什么绝对的对错，只是对你来说是对是错。因此，你需要知道如何根据这些问题的答案来判断怎样对你来说是最好的。

结局1：拒绝服用药物

患者：谢谢你，我大概了解了。我暂时不想吃他汀类药物。

医生：好吧，这样的话，我建议你坚持体育锻炼和健康饮食，并且定期复查。但是，如果情况更严重，那么我会强烈建议你使用他汀类药物，因为这类药对高风险人群有更好的疗效。反之，如果情况好转，就更没必要服用此药。所以我们基本上会持续关注你的情况，希望你定期复查。

患者：谢谢，你给了我坚持运动和控制饮食的动力。

医生：应该的，祝你早日康复。

结局2：服用药物

患者：谢谢，我懂了，虽然作用很小，但我还是决定吃药。

医生：很多人不了解药物的副作用所以不介意吃药，但我依然建议你积极锻炼并保持健康饮食。下次复查我们会再进行评估。

患者：谢谢，我会的。

医生：不客气，祝你早日康复。

结局3：等等看

患者：谢谢，我了解了，我觉得我得再想想。

医生：好的。我理解你的顾虑，但选择权还是在你。很多人对药物的副作用没有足够的了解，因而随便吃药，甚至和早餐麦片一起吃；也有很多人不喜欢吃药。我还是会给你开个处方，但你可以决定吃还是不吃。如果你决定不吃药，那我建议你坚持运动并保持健康饮食，我们会做回访。如果情况更严重，那么我会强烈建议你使用他汀类药物，因为这类药对高风险人群有更好的疗效。如果情况好转，就更没必要服用此药。同时，你要坚持锻炼，健康饮食。

患者：谢谢，你给了我坚持运动和控制饮食的动力。

练习 2：简便快捷地搜集系统评价的方法

证实一种药物的疗效，需要做证据评价研究或做其他研究，这需要很多年。但你可以通过查看是否有一个随机实验或者系统评价来假设这个药物是有效的。有三种查找这种文献的方法，从最简单的开始。

1. 最简单的方式就是谷歌搜索。比如，我们想知道大麻能否治疗抑郁症，就输入"系统评价随机实验大麻抑郁症"，我们查不到任何结果。然后输入"系统评价大麻抑郁症"，只找到一篇系统评价，但它并不是通过随机实验得出的。

2. 很多网站都可以搜索系统评价，还会有很贴心的总结。我最喜欢的搜索网站是一个叫作"NHS 精选网站"，它是由英国的卫生部门建立的，网址是：http://www.nhs.uk/pages/home.aspx。我输入"抑郁症"后发现，它并没有推荐可以用大麻来治疗抑郁症。

3. 如果你要搜索得很全，可以去"pubmed"：https://www.ncbi.nlm.nih.gov/pubmed，这是个几乎囊括所有已出版的临床实验和系统评价的图书馆。我输入"大麻抑郁症系统评价随机 *"，出来了14 条结果。（我在随机后面加了一个星号，是因为随机化的这个单词的末尾有两种写法①，我这样写是为了告诉 PubMed，找出包含任何末尾写法的文献。）有一篇好像是相关的，叫作《大麻类药物使用的系统评价及荟萃分析》，但是这里并没有高质量的证据表明大麻对抑郁症能起到比安慰剂更好的疗效。

练习 3：承认自己的心血管疾病风险，并且努力去降低它

给你推荐一个不错的网站，里面有很多关于心血管疾病风险和如何降低它的信息。

网址是 http：//chd.bestsciencemedicine.com/calc2.html。

看一眼吧。

---

① 随机化英文一为 randomize，一为 randomization。——译者注

第三章

小心传言和专家意见

> 一盎司的练习通常比一亿吨理论更有
> 价值。
>
> ——恩斯特 F·舒马赫（Ernst F. Schumacher）
> 英籍德国人，世界知名的经济学者和企业家

> 在事实面前，理论是多么的空洞！
>
> ——马克·吐温（Mark Twain）
> 小说家、演说家

19 世纪 40 年代，维也纳综合医院的妇产科被分成一病区和二病区，这两个病区都在同一个房间内。一病区，由医生和实习生（大部分都是女性）负责接生孩子。二病区，由助产士（全都是女性）负责接生孩子。这家医院的妇产科主任伊格纳兹·塞迈尔斯威（Ignaz Semmelweis）注意到，一病区的母婴死亡率是 10%，而二病区则不到 4%。

他想要找出一病区母婴死亡率高的原因。那时，人们迷信"瘴气理论"，就是认为疾病是由一种"不好的气体"导致的。这听起来很不可思议，因为聚居在城市里的人经常生病，而城市里的空气质量的确非常差。事实上，"瘴气"这个词在意大利就是"不好的空气"的意思。但是，塞迈尔斯威发现这些母亲的死亡并不是因为有害的空气，

因为两个病区是在一起的，她们接触的空气也是一样的。

维也纳的教授认为，是外地实习生导致的，因为他们对病人不够关心。塞麦尔威斯也认为一病区的高死亡率与外地实习生有关，但原因是他们医术不精，而不是关心不够。无计可施的塞麦尔威斯甚至去劝神父，做祷告的时候不要像以前一样先去一病区，要多走几步先去二病区。他认为神父可能使病人更容易死亡。神父勉为其难地答应了他的要求，但是死亡率并没有变化。

几天后，塞麦尔威斯的同事雅各布的不幸离世让事情出现了转机。之前在解剖尸体的时候，一个学生不小心用解剖过尸体的刀刺伤了雅各布的手指。不久，雅各布就出现了和那些产妇相同的症状。看到雅各布和那些产妇一样的死状，塞迈尔斯威恍然大悟。这很可能是医生因被尸体污染过的刀子刺伤导致了死亡，所以，那些产妇的死亡，很可能是也受到了尸体上一些物质的感染。但是感染途径是什么呢？要知道停尸房在地下室，而病房在楼上。

其间的联系很明显：医生是可以自由出入停尸房和病房的，虽然他们会用肥皂洗手，但是并没有消毒。塞迈尔斯威认为，尽管医生洗过手了，但一些尸体身上的微小物质还是会残留在医生的指甲缝隙里。现在看来，医生在碰触完尸体后应该给手消毒，然后才可以再去接触病人。但是，在那时，包括塞迈尔斯威在内的这些医生显然没有发现这个问题。

当然，塞迈尔斯威没有像显微镜一样强大的眼睛，让他能够看到这些微小的物质。但是他创立了一条规则，就是医生或实习生在接触病人之前，必须要用氯化石灰的溶液，也就是氯漂白剂洗手，以清除那些微小物质。

经过一段时间之后，他发现，手部经过消毒的一病区的死亡率变得比没消毒的二病区低了。这使塞迈尔斯威欣喜若狂，他把这一发现写在了一本书里，后来，这一发现出现在了世界各地的医学出版物中。他的发现变得世界瞩目，他的形象开始出现在硬币上、邮票上。甚至在他的故乡布达佩斯还成立了一所专门以他名字命名的学校。

不过，这些荣誉都是在他死后才获得的。他的结论刚发表时，周围都是批判的声音，欧洲一些著名的医生对他的发现不屑一顾。一个叫作詹姆斯·杨·辛普森（James Young Simpson）的英国医生说，塞迈尔斯威的这一发现英国人早就已经知道了。人们认为这个发现是不真实的，因为在伦敦医院，做过手术的人中有六成都死于术后感染。塞迈尔斯威的维也纳同事也拒绝接受手部消毒的规则。后来，塞迈尔斯威被降职，并禁止给病人做治疗。不久后，一病区产妇的死亡率开始骤增。

更让人寒心的是，塞迈尔斯威回到老家布达佩斯后，开始借酒消愁，慢慢变得精神失常了。后来，他被关进了精神病院。在那里，他穿着紧身衣住在一个小黑屋子里，还要忍受警卫的毒打。最后，他的伤口发生了坏疽。两周后，塞迈尔斯威离开了人世。

为什么塞迈尔斯威这个可以拯救生命的发现会被人弃如敝屣？一些人认为，可能是由于塞迈尔斯威是一个在维也纳的匈牙利人，可能奥地利人对他们有偏见。然而，虽然这种偏见在维也纳本地是很突出的，但在欧洲其他地区并不明显，因为塞迈尔斯威的著作在其他地区都有出版。

有人研究了塞迈尔斯威失败的原因。最新的研究结果表示，塞迈尔斯威的失败是因为他对于手部消毒的有效标准没有提出相关的理论。他的同事们不知道微生物的存在，也不理解为什么尸体身上一小块东西就能导致产妇死亡。塞迈尔斯威的同事抗拒他的发现，是因为并没有关于这数千名产妇和新生儿死亡原因的理论。

在塞迈尔斯威去世后的几年里，约瑟夫·李斯特（Joseph Lister）做了一些实验，证明了微生物可以引起疾病，而手部消毒也成为所有医生都要遵守的重要规则之一。你知道"李斯特"漱口水就是源于李斯特吗？

对于一种新提出的疗法而言，重视理论超过观察事实是很危险的。事实上，在现代医学出现之前，如放血和水蛭吸血都属于这一类。放血疗法是基于四元素学说。根据这个理论，我们的身体是由四种元素组成：血、黏液、黄胆汁和黑胆汁。同样，根据这个理论，人类的疾病是这四种元素失衡导致的。

由于血液被认为是一种主要元素，因此当人们生病时，就认为是因为血过多。因此，采取割伤人体放出多余的血液（通常放半升血）的治疗方法。英国最权威的医学杂志是《柳叶刀》（The Lancet），"柳叶刀"就是那种放血用的刀具。然而，放血疗法可能有巨大的安慰剂效应，因此，它可能会让人们感觉好一些，至少暂时如此。同时，放血疗法对治疗的很多疾病是有害的。

有一个由错误理论导致的有害疗法的最新例子。不规则的心跳称为心律失常，被认为提高了一些人死于心脏病的概率。因此，在出现治疗心律失常的药物后，人们就使用它来降低心脏病发作风险。

这个理论也就是说，治疗心律失常的药物降低了心脏病发作和死亡的风险。根据这个理论，成千上万的人服用了这种药物。

然而，美国一位心脏病学专家进行了一项实验，将人们服用这种药物的效果和使用安慰剂的效果进行对比。这项实验始于 1987 年，共有

1727 名患者随机服用药物或安慰剂。然而,这种药物的倡导者则控诉说,这个实验是不道德的,他们认为服用安慰剂的病人会更容易死亡。

结果呢?实验进行到一半时,研究人员通过分析发现,药物组有 80% 的人死亡,而安慰剂组只有 30% 的人死亡。所以,致死的不是安慰剂而是药物。由于得到了这个分析结果,他们提前结束了实验——因为服用药物的人太多。这种药物每年造成 5 万人死亡,这个数字比在越南战争中美国人死亡的总人数还要多。

理论对于帮助我们在随机实验中发现新事物很重要,而故事在普及知识方面很有用。专家们经常会提出一个理论,但并不管它是否有证据能够被验证。我们应该认识到,并不是专家们说的所有的理论都是正确的。

专家不代表真理

在我刚刚获得哲学博士学位的时候,我第一次被邀请参加一个医药会议,并在会上发表了演讲。在哲学会议上,我们通常被安排在学生宿舍,午餐只有一个三明治。当我发现自己被安排在一个著名的五星级酒店住宿,并能享受到丰盛的午餐时,我感到十分惊讶。(顺便说一下,这是一个学术会议,而不是行业会议。)

当我大惊小怪地告诉一位资深的医学同事说,这里的条件比哲学会议好得多时,他(我不会公开他的名字,也不是嘲讽他,他人很好)回答我:"吉米,这不算什么。你应该看看 20 世纪 90 年代的时候,那时医疗政策对钱的把控还没这么严格,他们经常向我们提供头等舱的机票，让我们全家人飞到法国南部，早上举行会议，下午我们就去海边玩，最后再签一个共识声明就行了。"

这个共识声明会成为证明药效的"证据"。在循证医学出现之前，这种共识声明一直是判定治疗效果的主要途径。这就是为什么崔西·格林哈尔（Trish Greenhalgh）把这种共识声明称为专家独裁政策的原因——它就是指，一群专家坐在一起就决定了。那时利益冲突和企业偏向依旧存在。但至少，现在那些专家们需要有证据来支持他们的观点。

考科兰协作网的创立者伊恩·查尔默斯（Iain Chalmers）爵士给我们讲述了另一个有趣的故事，说明了为什么我们不能相信所谓的专家的建议，或者某个药物疗效很好的传言。

他曾经在加沙地带的难民营待过一段时间，那里有很多孩子患麻疹。我们知道麻疹是病毒感染疾病，抗生素不起作用。

他所在的医学院的专家老师们也一再强调，不能给病毒感染的人使用抗生素，例如得麻疹的人。因此，在抗生素的供应不足的情况下，他就没有给那些儿童使用抗生素。但是这些儿童大多营养不良、抵抗力差，还有其他并发症。所以有些孩子在找他看完病后几天之内就去世了。

伊恩的巴基斯坦同事也遇到过很多患麻疹的儿童，但经他治疗后，孩子们都活得很好。

将近一年后，一位巴基斯坦医生善意地提醒他，要给这些孩子使用抗生素，因为他们通常都会合并细菌感染。在那之后，伊恩就改变了他的处方，开始给儿童们用抗生素，然后他发现儿童的死亡率明显降低。这一经验教训让他明白，对"专家"的话也要存疑，于是，他开始用毕生的时间去追寻真正可信的证据。

伊恩并不是唯一有这种经历的人。现在那些专家们编写的指导突发心脏病治疗的推荐教科书里，一般不会收录最新的研究进展，而且有些治疗方法虽然已证明有害，但在很长时间内也不会被剔除。如果我再告诉你，专家会因为收了医药公司的回扣而帮他们说话，那你是不是就更没有理由相信他们了？

不幸的是，为我们提供证据的研究者接受回扣是一个很普遍的现象。美国心理协会（APA）中的几个著名专家最近进行了一项调查发现，这个协会里很多会员都从制药公司得到过回扣。有时，这些专家只需聚到一起，一种精神病的"官方"诊断标准和排除标准就诞生了。于是衍生出不少有争议的病种。

直到 1973 年，美国心理协会才将同性恋排除在疾病分类之外，但是把歧视人类之间正常差异的人归入了疾病清单。除了上述的成人注意力缺陷障碍外，他们还将下肢不宁综合征（总想抖腿）和咖啡因中毒（喝了三四杯咖啡后就会很兴奋的"疾病"）列为疾病。我知道大多数人在喝了三四杯咖啡后都会感到很兴奋，而且也有很多人喜欢抖腿。

专家认为，患有这种严重病情的人迫切需要治疗，但是他们大多数只是普通人。这种普通的症状怎么会被定义为疾病呢？

回扣的问题在这里又出现了——定义这些疾病的专家通常与制药公司密切相关，例如提出下肢不宁症的专家和研发治疗该病药物的公司就关系匪浅。

不仅是精神科收受回扣的情况猖獗，正如我在隐性偏误一章中提到的，这些经济利益冲突一次又一次地影响着实验结果，而且这些影响很难被发现。总而言之，任何领域的专家的话都是有用的，但从来都不是完美的，出现瑕疵也是常事，尤其是他们会因经济利益而对药物产生偏向，或对证据的质量欠考量。

到了最后，我们能相信什么

好吧，我知道你在说什么了。在上一章中，你说过，对随机实验进行总结的系统评价是可信的，但是隐性偏误和其他一些情况却会降低它的可信度。现在你又说，那些实验对象和我们不能相提并论，那些理论和专家也不可信。那我们可以相信什么呢？

要回答这个问题，我们必须不断地追问下去，但前景并不是那么渺茫。虽然个体差异注定会使我们与大多数被试者不同，但是人类的身体在大体上是相似的，很多治疗方法将适用于绝大多数人。虽然那些传言和专家意见并不完全可信，但它们有时是有用的，尤其是那些有证据支持的。而且虽然随机实验的系统评价存在一些问题，但比其他方法可信得多。

如果我们时刻保持警惕，并开始去寻找高质量的证据，那么我们通常就能确信一种治疗方法优于安慰剂。这就引出了另一个问题：安慰剂的效果有多大呢？

练习：找证据验证专家推荐和传言

几乎每周都会有人告诉我，他们发现有一种新食谱，或一种新运动，或一种保健品改变了他们的生活。让他们知道这些的，通常是一本畅销书，或是一位经常出现在视频里的漂亮专家。

说实话，我也尝试过一些。这些东西对人体是无害的，然而大多数起到的作用就是心理安慰（下一章会详述）。找证据证明这一点也是很重要，主要有两个原因：

· 它们可能对人有害；

· 你可能有更好的选择。

最近有个人告诉了我一种饮食方法，就是 10 天内只喝石榴汁（不吃其他东西）。这是个真实的故事，我叫那个人为塞布丽娜（Sa brina），对话如下。

塞布丽娜：你听说了那种叫石榴饮食的新型节食方法了吗？三天，不吃任何东西只吃石榴。能排毒养颜，还能增强免疫力。

我：我不知道，但听起来很有意思。有什么证据能证明吗？

塞布丽娜：当然，实验是在一所研究型大学里进行的。他们解释了它的作用机理（省略机理内容）。总之，石榴确实是一种超级食物。它含有丰富的维生素 C，可以提高免疫力，排出体内毒素，让你的身体变得更干净健康。

我：既然这样，那我问你三个问题。第一，节食对健康有好处吗？第二，石榴对健康有好处吗？第三，只吃石榴的节食对健康有好处吗？

塞布丽娜：我想是有好处的。

我：好，几千年来，很多文化和习俗中节食的传统，也有人在坚持做。所以我不认为节食是致命的（除非你盲目地节食，例如好几天不吃不喝，或几个月不吃东西）。但是我们还是要找到证据。

塞布丽娜：当然。

作为一种应急的方法，我在谷歌搜索栏中输入了"系统评价随机实验节食"。我发现了有一篇系统评价支持节食是有益的。

我：如果想要全面地调查，估计需要好几年的时间。但我们只要快速粗略地一搜，就会得到几篇名为《间歇性禁食》的系统评价，间歇性禁食就是间断地节食。从这几篇文章中我们可以发现，节食可能对健康有益，但是还需要进一步的证据证明。

塞布丽娜：很好！

我：等等，别着急，我们只是刚刚知道节食基本上是对健康有益的，但并不意味着石榴节食法就是好的。

塞布丽娜：确实。

我：下一步我们就要证明石榴是否对健康有益……（暂停对话去搜索）同样，对这种快速搜索的结果我们不能百分百确信。总之，我找到一篇系统评价证明石榴对降低血压有帮助，还有一些低质量的证据表明石榴可以减缓前列腺癌的进程。我没有找到任何能够证明石榴对人体产生损害的证据。

塞布丽娜：看，我说的对吧！

我：不要着急，虽然节食和石榴都对人体有益，但也不意味着只吃石榴就对人体有益。

塞布丽娜：好吧。你的这一套理论真让人讨厌。

我：（暂停对话去搜索）我找不到任何关于石榴节食法的随机实验或系统评价。

塞布丽娜：嗯……

我：这不能证明它是坏的，只是没有证据证明它是好的而已。

塞布丽娜：那么，我们采用这个方法的底线是什么呢？

我：据我所知，大概就是不能有害吧。而且平时吃点儿石榴看起来也是有好处的。不过，如果你只进食石榴，就是把自己当成了实验的小白鼠。

塞布丽娜：那我该怎么办呢？

我：我不知道你该怎么做，我只能给你两个建议，希望能帮到你。第一，你可以继续查找关于间歇性禁食的系统评价。或者如果你想要尝试这种没有经过随机实验的东西，至少选择那种经过时间考验的，不要选那些出现时间不长、推荐人也不多，而且远期效果不明的物质。我可以告诉你我会怎么做。

我有时也会节食，例如，在大斋戒（Lent）开始时，有时因为练瑜伽也会节食。然而，我选用的节食的方法都是已经过上千年的时间考验的，也就是说，没有随机实验验证，只是人们观察和经验的成果。有很多这方面的专家，如果他们节食的方法和我一样，我会经常和他们交流。这样无论是我感觉很好还是出现什么问题，都可以随时向他们请教。

很多基督教徒会在复活节前进行斋戒，牧师会告诉你最好的斋戒方法。穆斯林的斋戒一般是在斋月进行，他们也有相关的专家。还有印第安的传统瑜伽师，他们有很多不同的节食方法，你可以去请教。尝试新事物的后果是不可预测的，有时是好的，有时是坏的，而且不会像已经存在几千年的那些事物那样，有很多记录或专家可以给你适当的指导，那我们为什么还要尝试呢？

塞布丽娜：说的有道理。看来我要去试试那些更传统的节食方法了，还要多吃石榴。谢谢你的建议！

我：不客气！也谢谢你来问我问题，也让我学到很多东西。我知道了石榴可能对健康有好处，至少在降血压方面有效。刚好我也喜欢吃石榴，以后我要吃更多了。

强大的安慰剂效应

> 在第二次世界大战期间，重伤者承受的痛苦主要来源于三个方面：疼痛、绝望和饥渴。而我们只能给他们用大剂量的吗啡来缓解疼痛，对其他方面束手无策。
>
> 亨利·诺尔·斯比彻（Henry Knowles Beecher），美国麻醉师和医学伦理学家。

第二次世界大战时期，美国麻醉师、医学伦理学家亨利·诺尔·斯比彻在陆战部队中度过了他的全部学术生涯。据说，他在意大利南部前线奋战时目睹了一些不可思议的事情。当时镇痛用的吗啡都用完了，一名护士不得不在手术前为伤员用生理盐水代替吗啡来缓解疼痛。

这个伤员以为自己已经打过麻药，于是奇迹出现了：注射了生理盐水的伤员感觉不到任何疼痛，就如麻药起了作用一般。据说是斯比彻给他做的手术，而斯比彻回到美国以后对安慰剂的强大作用深信不疑。

由于没有历史记录证明这个被再三提及的观点，在 1955 年，斯比彻对之前的 15 个有安慰剂对照的研究实验（包括超过 1000 名患者）进行系统评价。他发现服用安慰剂的患者中有 1/3 的人情况有所改善。他把这一发现写入了《强大的安慰剂》（*The Powerful Placebo*）这篇文章中，并被人们广泛引用。

在斯比彻的研究中，有一点问题，就是我们不知道是安慰剂使患者变好了，还是仅仅是机体的自愈力使身体变好了。毕竟，很多常见疾病都是自限性的（即可以自愈的），例如感冒发烧。医学上把这一过程叫作"自然病程"。（扩展：看到人们用完安慰剂后身体好转，就下结论说身体好转是安慰剂起的作用，这种错误的逻辑在哲学上叫作事后归因。）

很多人就斯比彻的研究发表言论，讨论了安慰剂的真正效果。一些人认为安慰剂更有效，而丹麦的一项重要的研究表明，安慰剂没有一点儿作用。我带领我的团队也做了一个系统评价，以期能解决这个争端。为了达到这个目的，我比较了安慰剂和真实药物的效果。在我的评价中包括 152 个实验（15000 余个患者），后来我们发现，通常情况下，安慰剂和药物具有相同的效果。

药物的疗效实际上是治疗作用和安慰剂作用的综合效应，所以我们并不总是想用安慰剂来代替药物。假设我们让某人给他的疼痛打分，0 ~ 10 分（0 代表无痛，10 代表最剧烈疼痛），他打了 5 分。如果我们给他一片安慰剂，它的疼痛从 5 分降到了 4 分，然后又给了他一片止疼药，又降到了 3 分。所以安慰剂把他的疼痛降低了 1 分（和不采取措施相比），药物也使他的疼痛降低了 1 分（和安慰剂相比）。说明你可以在服用药物时会得到一个额外的治疗作用，但并不一定（参考下面安慰剂的例子）。话虽如此，你也会在服用药物后得到额外的伤害：

安慰剂毕竟比药物要安全。更何况，如果你从一个更广泛的角度去看待安慰剂，包括心理暗示、移情作用，还有其他我在书中提到的方面去看，安慰剂的作用就更强大了。这意味着对于很多常见的疾病，安慰剂疗法是最好而且最安全的选择。

据我观察，人们对安慰剂和安慰剂效应有很多误解。最大的误解就是，认为安慰剂是无效的，主要指实验中要控制的噪音和庸医兜售的骗人的万灵膏。安慰剂不是无效的东西，不是没影响的，更不是非特异性的。它们是有效的，它们的效果和药物一样具有特异性。在患者服用了一个镇痛药的安慰剂后，他们就会产生对缓解疼痛的期望，他们的机体就会产生吗啡（内啡肽），这种内啡肽和医生给患者注射的吗啡一样有效而且有特异性。

我听说了两件关于安慰剂的很奇特的事情，前所未闻，我将它们写在了我的学术报告里。

- 安慰剂有很多不同的剂型：丸剂、片剂、注射剂，甚至假手术（详见第十章）。它们还有不同的颜色。
- 不同的安慰剂有不同的作用。一般，更有入侵性的安慰剂效果更明显。因此，服用两丸安慰剂比服用一丸安慰剂效果更好，注射用的安慰剂比丸剂效果好，安慰针灸比注射效果好，而且假手术的效果最好。不同颜色的安慰剂效果也会有所不同，红色的就比蓝色的更能使人兴奋，而蓝的镇静效果更好。

虽然安慰剂作为一种被剔除有效性的物质最初被用来衡量药物的作用，但是我的研究证明，它可以帮助我们衡量另一种意义重大又奇妙无穷的东西——自愈力。

人们的惯性思维是，安慰剂是一种不含任何药物成分的东西，而还有其他的一些方式或行为可以发挥同样的安慰剂效应，激发人体自愈力治疗自身疾病。

在这一章中，我将向大家介绍从安慰剂效应中获益的不同方法，这些方法都有详细的文献记载。

我已经警告过大家滥用药物的危害，现在我要向大家介绍一些人们有时认为它们毫无用处、不科学的药物替代品。事实上，已有很多实验研究，包括我个人的研究都表明，安慰剂是有效的，而且更便宜还没有副作用。

事实上，安慰剂效应所需要的就是医生的重视，这叫作"霍桑效应"。

霍桑效应：此时无声胜有声

从 1924 年到 1933 年，专家们在芝加哥附近的一家名叫霍桑的发电厂进行了一系列实验。起初，他们将工厂里的部分照明调亮，工人的工作效率提高了。然后，他们把灯光调暗，工人的工作效率也提高了。然后他们尝试不同的亮度，直到灯光暗到工人们说看不见东西时，工作效率才意料之中地降低了。

因为不管专家把灯光调亮、调暗，或保持不变，工人的工作效率都提高了，所以他们认为照明条件对工作效率是没有影响的。后来，专家们发现工人的工作效率之所以会提高，完全是因为他们知道自己处于一个实验中，于是每天拼命工作。科学家把这种因为受关注而导致的影响叫作"霍桑效应"。这种情况和临床实验中的一样。

当一名患者成为被试者，医生会给予他额外的重视，时刻关注他的身体状况。而由于患者知道医生在观察他，因此他就会下意识地去做一些有益健康的事情，例如加强锻炼、健康饮食、少喝酒，或仅仅产生一种变好的心理暗示。这些全都会产生积极的影响（详见第十章）。一篇系统评价证明了霍桑效应可能在医学实验中产生的影响，这篇文章发现，没被采取任何措施的患者（例如，他们仅被加入了实验备选名单里）也会有 24% 出现好转。

相信安慰剂效应的更多原因

选择性 5 – 羟色胺再摄取抑制剂（SSRIs）和医生效应

选择性 5 – 羟色胺再摄取抑制剂是一类抗抑郁药物，包括百忧解、左洛复和无郁宁。在发展中国家，10% 的成年人都会服用这些药物以减轻他们的抑郁症状，这些药物让药厂赚了几亿美元。按照"5- 羟色胺学说"，抑郁症是由于人的大脑内缺乏一种叫作 5- 羟色胺的神经递质①。SSRI 类药物不能促进 5- 羟色胺的生成，但是能阻止 5- 羟色胺被清除，所以人体内的 5- 羟色胺总量就会增多，抑郁症状就会缓解。而且据报道，很多服用选择性 5- 羟色胺再摄取抑制剂的患者都取得了良好的疗效。但是这有一个争议：对于轻度或中度的抑郁症患者，使用安慰剂的效果和服用选择性 5- 羟色胺再摄取抑制剂的效果一样好。有轻中度抑郁症的患者通常有下面某些症状：

---

① 神经递质是大脑内传递信号的一种化学物质。——译者注

- 持续的情绪低落，心情悲观，伴或不伴流泪；

- 对曾喜欢的事物丧失兴趣；

- 睡眠障碍；

- 食欲减退；

- 乏力；

- 行动迟缓或焦虑状态；

- 无法集中注意力，生活中的一些小事都不能自己处理；

- ·负罪感或无价值感。

这些症状持续两周以上，影响正常工作生活，排除其他原因，就可以确诊为抑郁症。严重的会有以上大多数甚至全部症状。欧文·基尔希（Irving Kirsch）做了一个包括 47 个实验的系统评价来比较选择性5-羟色胺再摄取抑制剂和安慰剂，他发现，除非患者的抑郁症状十分严重，否则安慰剂和药物在疗效方面的差异可以忽略不计。

看起来，安慰剂像是能帮助人们摆脱抑郁。那我们是否可以或者应该为轻度抑郁症患者开迷你薄荷糖来代替药物？恐怕不能，因为我们不会像相信药物疗效一样相信薄荷糖，所以薄荷糖就不会起到药物那样好的疗效。然而，对于很多轻中度抑郁症患者，如果他们遇到了一个好的医生，这个医生熟知我说的这些自我治疗和安慰剂效应的方方面面，那患者就可能取得和服用药物相同的疗效，没有副作用和药物依赖的风险。

标准治疗药比标准安慰剂更有效

即使研究者极力想保持盲法，实验中的被试者也会分辨出真药和安慰剂。因为安慰剂不可能完美地做得与真药的颜色、口感和味道都一样。

一些研究也表明，无论研究者如何竭尽全力地去控制盲法，还是会有超过半数的被试者能够猜出他们服用的是否是安慰剂。即使他们在实验最初分不清，但当他们出现副作用，一切就昭然若揭。

例如，口干是三环类抗抑郁药的一种常见副作用。患者如果出现口干的症状，他们就知道自己服用的是真的药物，就会产生自己会痊愈的积极心理暗示。然而，如果患者没有出现这种症状，他们就会认为自己服用的是安慰剂，进而产生一种消极的心理暗示。在下一章我会解释消极的心理暗示是怎样导致更坏的后果的。

为了避免这个问题，研究者在安慰剂里添加了一些化学物质，使服用安慰剂的患者也会出现口干等副作用。这种安慰剂就叫"标准安慰剂"。标准安慰剂可以帮助研究者更好地使患者相信自己服用的是真的药物。神经病学家乔安娜·孟克明（Joanna Moncrieff）和她在伦敦大学的同事，在与抗抑郁药物的对照实验中，比较了标准治疗药和标准安慰剂的效应。由于药物的单纯疗效是用药物的疗效减去安慰剂的疗效。因此，两个实验结果比较显示，减去标准治疗药药效的单纯疗效比减去安慰剂的疗效更差。

小结：安慰剂的效果有多强大

安慰剂不是非特异性的。它在某些方面的效果很好，就像一种真正的药物。而且安慰剂不仅仅是丸药，还可能是注射剂、假手术（详见第十章），或好喝的饮料（详见第九章）。在下一章中，我们将会看到，安慰剂效应的发挥并不依赖于安慰剂。此外，安慰剂对患者的伤害较小，会利用安慰剂效应的医生远比不会的要高明，因为他们的治疗效果更好。但如果安慰剂真的有效，那你何不把它开进处方里呢？这个问题的答案，现在大家应该都知道了。

为什么使用安慰剂是道德的

在是否使用安慰剂的问题上，最让医生纠结的就是，他们认为自己在欺骗病人。最新的研究表明，这种想法是错误的。哈佛医学院的医学教授托德·凯普查克（Ted Kaptchuk）主导了一项安慰剂控制实验，选取的是一些患有严重肠易激综合征（IBS）的患者。对于这些患者来说，普通的治疗已经不起作用了。教授把他们随机分为两组，一组不进行治疗只是加入实验名单，另一组给予安慰剂治疗，并且告诉他们服用的是安慰剂。（在第九章我会揭开"非盲安慰剂"的面纱。）他们告诉患者："安慰剂就是一种没有药物作用的物质，像糖球一样，但是在临床实验中，我们发现它对治疗肠易激综合征有着至关重要的作用，可以让机体进行身心的自我修复。"教授发现，这种安慰剂和药物所起的效果差不多（虽然目前的治疗方法可能也达不到这个效果）。

这项实验的被试者之一，琳达·布农诺（Linda Buannono）在过去的几年里饱受肠易激综合征的折磨，找不到任何有效的治疗方法，严重的时候她甚至好几天都不能出家门。而使用了这种非盲法安慰剂之后，她竟然出现了好转。对此，她说："这是我生命中感觉最好的时候。"然而，随着实验的结束，她不再服用安慰剂，她的症状又开始加重。后来她想从药剂师那里要些安慰剂，但是药剂师说他不能给她，因为这是不道德的。

事实上，在大多数国家，在安慰剂的使用上是有限制的。人们认为它不道德主要有两方面原因。一是有些人觉得安慰剂没用，二是有些人觉得药物肯定比安慰剂的效果好。医生的职责就是给病人最好的帮助，如果明知安慰剂不如其他药物效果好，就不应该给病人使用。但是对于像琳达这样的人，没有更好的办法，安慰剂就是她的最佳选择。

此外，凯普查克的非盲安慰剂实验表明，医生并不需要欺骗患者，他们甚至不需要给病人安慰剂就能发挥安慰剂效应。通过霍桑效应，我们知道了只需对病人多加关注，就可以减轻他们的症状。在下一章，我们还会发现，积极的心理和移情作用也会产生安慰剂效应，而且不需要任何欺骗。

因此，安慰剂有时就是一个好的想法，我们不必去欺骗病人，这样就不会导致伦理冲突。调查发现，很多国家的医生都会使用安慰剂。与其绞尽脑汁去禁止它们，倒不如探索一些让安慰剂广泛使用的伦理方法。

安慰剂使用的最大问题之一，是有些人会说安慰剂可能对其他人有用，但对他们自己没有用处。他们的观点是："安慰剂可能适用于那些天真幼稚、涉世未深、没受过教育的人，但我是这么聪明睿智，是不会上当受骗的，所以安慰剂不会对我起作用。"安慰剂（就像药物一样）的效果因人而异，对谁有用我也不能未卜先知。所以，对那些不相信安慰剂的人也可能会产生很惊奇的效果。

事实上，我们的自我认知有时是错误的。如果问人们，他们是不是一个水平较高的司机，很多人都会说是。但如果我们做一个已成定式的统计假设，即开车水平在人群中是均匀分布的（我们可以做到），那么只有一半的人会超过平均水平，另一半则当然不如平均水平。

同样的，如果你问人们，他们能否分辨出高级红酒和劣质红酒，绝大多数人都会说可以，然而数以百计的研究表明，真正能做到的人凤毛麟角。安慰剂也是一样，我不能确定安慰剂对谁一定有效。但一些研究人员已经开始探讨这个问题，他们发现，那种易听从别人、心态好以及笑点低的人，对安慰剂效应更敏感。但是这些调查并不能代表最后结论，所以现在我们不能精确地预测谁会对安慰剂有反应。

所有这些都说明，由于安慰剂的疗效确切，因此医生不必骗病人去服用安慰剂，而是应该更广泛地使用安慰剂。我们也可以自己为自己使用安慰剂效应（在这一章末尾的练习里有介绍）。于是，我们就出现了一个关于安慰剂如何发挥作用的新问题。

安慰剂是如何发挥作用的

不同的安慰剂有不同的作用模式，有时不需要使用安慰剂就能起到安慰剂效应。因此，我们不能抛开安慰剂的分类来谈安慰剂的作用模式。一般情况下，大多数安慰剂有以下三种作用模式。

一是医生的治疗作用。如果医生态度比较温和，使病人不那么紧张，病人的疼痛和抑郁状态就可以减轻。

二是心理期待。如果我们期待一些好事发生（例如身体变好），大脑的奖励机制就会被激活，从而触发机体产生像内啡肽这样的止痛药，这个就叫"信念的力量"（参见第八章我对期望效应的系统评价的相关描述）。

三是调节作用。即使我不能有意识地对某事产生期待，当医生给我们使用安慰剂时，我们的免疫系统也可能会以一种特定的方式做出反应（详见第九章）。

此外，遇到一个善解人意的医生可以减轻我们的焦虑，还能帮我们放松。这对我们健康的恢复也是有好处的（详见第五、六章）。

练习（适合所有人）：成为"最好的自己"，自我期待能帮你变得更好

基于积极心理学的应用，我改进了这种方法。系统评价表明，这种方法确实有助于改善焦虑或抑郁相关症状。令人惊奇的是，如果你有"精神病"，那积极心理学会让你把注意力转移到个人成长、人生意义，以及快乐的生活上。完成下面这些练习，你需要纸笔和大约30分钟的时间。

1. 想象一下未来的生活，未来半年、1年、5年会是什么样子。

2. 花10分钟写一下你认为的未来最好的生活，不要中止。写下你梦想中的生活，任何方面都是最好的。不要担心语法错误，一直写，想象对你来说可能实现的最美好的生活，越具体越好。没有东西可以阻止你，不要只去想那些在最佳或良好条件下已经成功的案例。

3. 一旦10分钟到了，就休息一下。想想还有没有什么细节要加，如果有，就加上。同样，越具体越好。

4. 现在就该看看你写的东西了。这是你内心最真实的反映。想象"未来的自己"。这个未来版本的自己会有什么优势？

5. 你认为你需要做些什么才能让你描述的未来成为现实？你需要什么优势呢？把它们写下来。问问自己，"如果我现在就有这些优势，我会怎么做"，然后就去做吧。

这里有一个"美好生活"的简单例子："我想象我能有很长一段时间和家人在一起，我们还能很开心地出去度假。我需要的性格特点是节俭，而且我只要能在保持工作生活平衡的基础上增加点儿收入，就能有多点儿时间来陪家人了。如果我是个节俭的人，我就会马上还清所有的信用卡然后注销它们，这样我就不会有大的花销了。"

练习（适用于医生）：应用安慰剂效应

有研究表明，从事"替代"疗法的医生比只使用常规治疗的医生治病的疗效更好，但是所有的医生都能（而且应该）应用安慰剂效应。不管病人的情况有多严重，你都可以用积极的心态和移情效应与病人进行沟通，就能取得更好的疗效。在第八、九、十章，我将详细阐述这一点。

如果有一个病人，你清楚地知道他不需要任何药物进行治疗，但是他不依不饶，非要你给他开点儿药才能离开，那你在和他说话的时候，要多给他点儿正能量（详见第八章）和同情心（详见第十章），再给他开点儿无关紧要的药，例如维生素 C（或其他维生素，注意要确定这药物对病人没有影响，病人对它不会过敏）。

没必要对病人撒谎，你只需要像凯普查克对肠易激综合患者说的那样，告诉他们"维生素 C 片"虽然不是针对你的问题，但是有临床研究表明这种药物对你的（某种）症状有重要作用，这是身体自我修复过程。

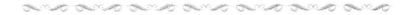

第二部分

奋斗、迁徙、进食和生育

重新学习休息和放松是很重要的。长期紧张焦虑会导致很多疾病，休息和放松能帮我们远离这些疾病，还能让我们思维清晰、精力集中，解决问题也能另辟蹊径。

—— 一行禅师，越南佛教禅宗僧侣、和平爱好者

人的身体具有很强的自我治疗能力。人类也很擅长抵御细菌和病毒，甚至能和狼作斗争。自我治疗能力和自我防御能力都是为了我们能活下去。问题是，它们之间也互相冲突。

当你和狼搏斗时，要增加胳膊和大腿等部位的血液供应，使你活动更灵敏。但是，有地方血多，就有地方血少。当你战斗时，消化系统和免疫系统的功能看起来就不那么重要了，所以它们的血液供应就会被抽调出来供应四肢。

你消耗能量的方式也会出现变化。在战斗或逃跑的情况下，你的身体会增加血糖含量以便能快速地提供能量。但是这个变化是需要胰液来进行调节的，它会增大糖的消耗，减少脂肪的消耗，这些脂肪就会在腹部堆积，增加你患心脏病的风险。总的来说，身体为了准备战斗发生的这些变化，都是对健康没有好处的。

这种应激状态，我们都有切身的体会。想象你正在一个很好的餐厅和你的爱人庆祝某件事情。昏暗的灯光营造了一种浪漫的氛围，但是你感觉有点儿饿了。突然，一个精神病患者拿着一把枪冲进了屋子，你的浪漫和饥饿感就会在瞬间消失。因为你身体内部的一切机能都要准备好下一步的逃跑或战斗，而吃饭和浪漫此时就是你的障碍。

过一会儿，等这个入侵者走了，你就能放松下来，这时你可能才会重新感觉到饥饿或者浪漫。这就是为什么"战斗或逃跑反应"的反面是"进食和生育反应"的原因。

像轻度的战或逃反应那样，紧张也不是一无是处的。不过，由于我们大多数人通常过于紧张，因此我们的战或逃反应总被激活。所以说，紧张是导致心情抑郁甚至心脏病的危险因素。不幸的是，现代生活中充满了紧张，每个人都无法摆脱它。要改善这种状态，我们首先要学会转换思维方式，让我们的身体不被这种过度紧张绑架。接下来，找到放松的方法，激活进食和生育反应来减轻我们的紧张状态，缓解压力。

应激反应

> 我经历过生活中一些可怕的事情，有些的确发生过。
>
> ——马克·吐温

> 在我的职业生涯中，我失去了9000多个投篮机会。我输掉了近300场比赛。有26次，我坚信我能胜利，但还是失败了。我失败了一次又一次，但那也正是我成功的原因。
>
> ——迈克尔·乔丹（Michael Jordan）
>
> 前美国男子职业篮球运动员

面对狼的攻击，你的身体会如何反应

想象你是一个野人。你站在人类历史的起点，你必须以狩猎为生。一次在回家的路上，你和你的伙伴突然遇到了一群狼。狼群朝你们嚎叫，你们就拿石头砸它们。虽然你并没有跑多远，但是你的身体却发生了翻天覆地的变化。由于预感到将要有一场战争，你身体的战或逃警报系统被触发。为了加大能量等级，大量肾上腺素和皮质激素泵入血液。你的血压和心率迅速上升，以便为肌肉提供更多的氧气。你的瞳孔增大，使你在黑暗中能够看得更清楚。肺内毛细血管膨胀，以便吸收更多的氧气。胰腺分泌胰液，调节血糖，能为机体快速提供能量。

大脑里的痛觉感受系统会被抑制，这样你就能专注于保护自己。

这个惊人的反应可以帮你渡过很多危机状况。在高度警觉的状态下，你扔向狼群的石头会更有力。你运气很好，狼群在嚎叫之后就撤离了。你终于松了一口气，整个人可以放松下来。然后你走回营地，生了一堆火，享受这个夜晚。像尼安德特人这样的野人生活，在物质上当然很艰难，但是遭遇到狼群这种情况还是很少的。

回到今天。清晨，你正做着美梦，突然被烦人的手机闹铃吵醒了。手机不停地响，屏幕上显示着一条日历提醒，你突然想起来，约好了今天和老板见面。这关系到你的奖金，你还打算用这笔奖金去海边好好度个假。即使你提前出了门，但由于堵车，你还是迟到了。

老板特别生气，他警告你，如果你再迟到就别想再要奖金了。还给了你一堆文件，让你在午饭前处理好。你下意识地握紧了咖啡杯，想象着立刻用棒球棍把老板揍一顿。事实上，你只能忍下来，向老板服个软，回去继续工作。回到办公桌旁，你感觉背部旧伤的位置一阵刺痛。其实定期锻炼就能缓解这个症状，但是现在你没有时间，所以你只能拉开抽屉找点儿止疼片吃。你感觉很累，于是你又冲了一杯浓咖啡来提神。

当你下班回家时，你期待着可以和爱人共度一个美好的夜晚。但是发现他还没有回来，桌子上躺着三张信用卡账单和续保通知。为了补偿这一天的辛劳，你给自己倒了一杯红酒，然后窝在沙发里看电视。电视上是各种关于经济危机、战争和自然灾害的新闻，中间插播的广告还在提醒你，那个可望而不可即的度假计划。当你再次在电视机前打盹的时候，你明白了这就是爱人的娱乐方式。

野生动物现在对你基本构不成威胁，除非你在动物园工作，但很多现代活动也会让人产生战或逃反应，就像我们的祖先面对狼群的时候一样。但是，那时候祖先还能通过逃跑或向狼群扔石头来释放压力，而如今我们所做的一切都是在社会的压力下进行的。肾上腺素在血液里游荡，却无处发泄。于是我们变得急躁，对事情反应过于激烈。为了逃避压力，我们期待着周末的到来，因为那时，我们就可以用酒精、极限运动、性等来转移注意力。

这些东西适度使用还是好的，然而，很多人用得太多了，他们努力地想去放松，但却适得其反。如果你已经经历了一整周的紧张工作，你可能需要好好地睡一觉，而不只是泡吧、蹦极。这些东西做得多了，就会形成一个恶性循环，它们会让你感觉很累、心情低落、情绪混乱，进而增加你的紧张感。

其他时候，我们期待着假期，在那些清闲的夜晚，我们会研究那些"最好的"地方，然后去旅游、吃饭、喝酒、狂欢，然后飞回家，还没来得及收拾行李就回去工作。所有这些对我们的健康都是有害的。

哈佛大学的研究人员如何用一只鹅
来发现战或逃反应

2000 年前，印度人用大米粉作为最原始的测谎仪来测试小偷。犯罪嫌疑人会坐成一排，每个人都会嚼一勺大米粉。5 分钟后，他们把嘴里的东西吐在无花果叶上。谁吐的东西是干的，谁就是小偷。它的原理就是，紧张的情绪会让人口腔干燥。这个测试方法也不是完美的，因为有的小偷很擅长撒谎，而那些无辜的人，可能因为被怀疑而感觉

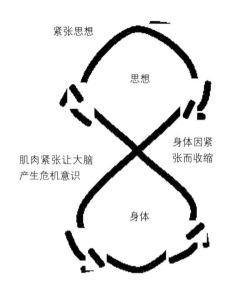

紧张思想

思想

身体因紧
张而收缩

肌肉紧张让大脑
产生危机意识

身体

应激反应　恶性循环

很紧张，导致口腔干燥。除了这个微小的缺陷，这个用来测谎的原理到现在还在使用，就是人们会因为撒谎而紧张得口干。由此可知，当人觉得受到威胁时，身体会下意识地做出反应。哈佛大学的一位名叫沃尔特·加农（Walter Cannon）的研究人员在100多年前就发现了这一细节。

　　沃尔特·加农从医学院毕业的时候，X光刚刚被发现。当时，科学家们还在争论食物是如何从嘴里到胃里的。一些科学家认为，吞咽的动作仅仅是通过一种强迫运动把食物推到胃里。还有人认为，食物是被一种叫蠕动波的波浪式收缩运动缓慢推下的。为了找到真相，沃尔特·加农让一只鹅吞下一枚纽扣，然后用X光照射，观察纽扣的运动。之所以选鹅做实验，是因为它的长脖子能让他们有更长的观察时间（我不知道他们怎么说服鹅去吞纽扣的）。

有一天，加农正在观察猫消化食物，突然旁边的狗叫了起来。猫被吓到了，变得很焦虑，而且他发现猫的胃和肠道有时会暂停蠕动。他从没见过这种情况，所以就向朋友咨询，这个朋友就是俄国著名心理学家伊万·巴甫洛夫（Ivan Pavlov），当时巴甫洛夫正在用狗做一些相关实验。巴甫洛夫听到加农的实验很高兴，因为他也有类似的发现。巴甫洛夫有一个很著名的"巴甫洛夫的狗"实验，在下一章讨论条件反射时还会提到。当巴甫洛夫的狗听到别的狗发出带有攻击性的叫声时，会兴奋地嚎叫，还会停止分泌消化液。不约而同地，巴甫洛夫和加农都证实，当猫或狗受到威胁时，消化运动就会停止。

第一次世界大战期间，加农被派往前线治疗创伤性休克的士兵们，也是在那个时候，他对战或逃反应方面有了两个新的发现。

一是，当人感到害怕的时候，胃和肠道就会产生与猫或狗同样的反应。不仅消化会暂停，还会有一系列别的反应：口干、瞳孔扩大、心跳加快，体内肾上腺素和皮质激素的水平也会增高。总而言之，这些反应和野人看见狼之后的反应是一样的。

二是，战或逃反应的这些生理变化是一个整体，它们可能会同时发生。他猜测，一定有一个控制着这些变化的"开关"。他把在战或逃反应时兴奋的这一系列神经命名为"交感神经系统"。一条神经就像是一根电线，把身体上一个部位的信息传送到另一个部位，比如从大脑传到胃。交感神经系统就是一个相互连接的神经组织，把大脑、脊髓和能够发生如前所述的那些反应的相关器官（例如眼睛、肾上腺、四肢肌肉等）联系起来。

在加农有这两个发现的几年后，一个名叫汉斯·塞利（Hans Selye）的人发现，一些小事也能引发轻微的战或逃反应。

塞利的坏消息：我们无法摆脱压力

汉斯·塞利生于维也纳，在匈牙利长大，1936 年移居加拿大的蒙特利尔后，开始研究压力问题。他发现，生活中几乎任何事都会让我们产生轻微的战或逃反应，他把这个叫作"应激反应"。生活中很多事都会让我们感到压力，无论是生病，还是看到喜欢的球队获胜后欣喜若狂，或是看到他们失败后沮丧低落。不管是对工作或收入的担心，还是涨工资后的欢喜，都会让我们产生应激反应。同样，这种反应也会发生在我们谈恋爱或分手后。几乎所有的新经历都会让我们有轻度的战或逃反应。每天的新事物都会给我们带来新的压力。即使你每天的生活一成不变，无聊的生活也会让你产生压力。

一些科学家估计，我们每天大概会发生 50 次应激反应，美国心理协会也发现，如果给压力评分，以 10 分为满分，25% 的美国人至少会打 8 分。压力问题现在变得越来越严重，仅 2012 年到 2013 年，美国人的压力水平就上升了 10%。事实上，根据美国卫生局局长在 1999 年发表的报告，紧张和压力已经成为导致美国民众患精神疾病的主要因素。没有人能确定为什么人的压力在不断升高，可能是因为工作越来越不稳定，而且发达国家的大部分人还面临着日益严重的债务问题，也可能是因为新闻中充满了坏消息，或是人与人之间传统的关系模式正在瓦解，家庭生活日渐复杂……我们所承受的压力的不断增加，也许是这些因素共同作用的结果。

最重要的是，我们越来越依赖那些现成的东西。现在让我们关掉手机变得越来越困难。飞速发展的手机功能已经可以让我们在床上就能发送电子邮件，查看信息和提醒。富裕也是一种压力来源，这可能与人的常识背道而驰。超市里现成的食品意味着我们不用去切食物，更别说去打猎了。从街边药店买点儿药再简单不过，所以我们就不用去忍受头痛感冒了。健康安全法规的颁布意味着孩子在成长过程中不必面对逆境了。所有这些在某些方面确实是好的，但是这也剥夺了我们应对挑战和压力的能力。

塞利怀疑，所有的压力都是有害无益的，所以他想找到治愈的方法。他不知疲倦地工作，最终出版了40本书，发表了1700篇关于这一主题的文章。不幸的是，那些试图从生活压力中解脱的人发现，面对压力，他们无处可逃。按塞利的说法，我们最好能做到控制压力。有一次，一位记者提出疑问，说他一定是承受了太多的压力，因为他工作太努力了。他承认自己工作非常努力，但他说他只做能"赢"的事情，也就是他能控制的事情。然而，遗憾的是，塞利并没有阐述该如何明智地选择那些值得我们关注的、也就是能赢或控制的事。

我将在下一章中介绍一些技巧。在你对压力和疾病之间的密切联系有了更深的了解后，你可能会更愿意使用这些技巧。

压力和疾病：可怕的真相

当心脏周围的血管被堆积的脂肪组织堵塞，心脏没有足够的血液供应时就会引发心脏不适，引起心梗或卒中。以前这种情况在老年人身上发生的可能性较大，最近却更倾向于年轻人和劳动者。它现在是世界上最主要的死亡原因，每年造成 700 多万人死亡。肥胖和缺乏锻炼能增加患心脏病的风险，对我们来说已经不是新闻了。除了这些，抑郁、紧张这些心理因素和经济压力也会增加患心脏病的风险。

最近的一项研究发现，压力也是诱发心脏病的一个重要因素。一个德国研究组织进行了 4 项高质量的实验，以研究压力对心脏病患者的影响，共有 2500 多名患者参与了实验——这些人都被诊断出患有心脏病。有的是已经发作过心脏病的，但恢复得很好，能继续工作。在他们返回工作一段时间后，研究人员向他们提出了几个问题。以下是这些问题中的一部分。

· 你的工作对你的工作效率有要求吗？

· 你的工作要求你必须很努力吗？

· 你有足够的时间应付工作任务吗？

· 你有可能自主决定工作内容吗？

问这些问题是为了确定他们的工作氛围是否安静和愉悦，他们是否能够与同事融洽相处，工作内容是否被尊重，和上司的关系是否和谐。

随后他们追踪调查了 3 年，最终发现，工作中压力过大的人与那些在工作中毫无压力的人相比，患心血管疾病（如心脏病或卒中）的概率要高 65%。

瑞典的一项研究发现，从事高压工作的人死亡的概率是从事低压工作的人的两倍。转换成具体数据就是，从事高压工作的人中大约有 10% 死于心脏病，而从事低压工作的人中仅有 5% 的人死于心脏病。研究人员还调查了其他导致死亡人数差异的原因，但是最后发现，与高压工作相比，其他原因根本不值一提。

其他证据证明，压力还会引起睡眠障碍、创伤后应激障碍、性功能障碍，增加患抑郁、焦虑、自身免疫性疾病、哮喘、糖尿病、不孕症、口腔疾病等的风险，以及便秘、上火、疼痛、伤口愈合缓慢等状况的出现。

压力会导致疾病的研究面临一个问题：我们分不清它们之间的因果关系，就像"蛋生鸡，鸡生蛋"一样，我们不知道健康问题和压力哪个先出现。如果是健康问题导致压力产生，那毫无疑问，压力大的人会更早离开人世，因为他们的健康状态更差。

解决这个问题的唯一方法就是通过随机实验。理论上，我们可以找一群人，让他们中的一半人进入紧张的环境中，这可以帮我们了解压力对我们的健康是否有害。但让这些随机选出来的人去做有害健康的事，甚至眼睁睁看着他们死去，也是不道德的。幸好，还有更好的理由能让我们相信压力确实对健康有害。

首先，有一篇关于压力和心脏病的文章，这个作者很聪明，他用传统的统计方法来解决蛋和鸡的问题。研究者不仅调查人的压力水平，还询问了他们在研究开始时的总体健康情况。研究者尽可能保证实验中高压力组的人原本健康状况还不错。另一篇文章也证明不存在蛋和鸡问题，因为他们通过研究压力和免疫系统之间的关系来研究压力和健康。

压力和免疫系统

一个由来自美国和加拿大的研究人员组成的团队做了 293 项研究，

发现了当我们处在紧张状态时，身体的免疫系统会出现什么变化。大多数实验结果表明，当我们长期处在紧张状态时，免疫系统会受抑制。这反映在很多方面，最常见的就是自然杀伤细胞的活性降低，或出现更严重的炎症反应。即使在复杂的免疫系统面前这些实验并不完美，但它们最终都指向同一方向：长期的紧张会抑制和破坏免疫系统。

事实会更复杂一点儿，因为免疫系统在发生战或逃反应时会有短暂的兴奋，所以你才能在和狼的斗争中幸存下来。但是长期过量的应激反应打乱了免疫系统的正常工作节奏，以至于容易发生自身免疫性疾病。自身免疫性疾病就是，免疫系统在它不应该工作的时候被激发了。

最好的例子就是过敏反应。如果你吸入了有害的细菌，那打喷嚏、流鼻涕是好事，因为它们能帮你排出细菌。但是如果你吞下或吃了一些本身没有坏处的东西，比如花粉，就不需要打喷嚏了。过敏时打喷嚏就是因为免疫系统出了差错。哮喘、类风湿性关节炎也是过敏性疾病，还有一些比较严重的，像多发性硬化、克罗恩病和狼疮。我没发现有哪一个随机实验可以证明，紧张会导致这些疾病。但是在下一章我们就能看到，减轻压力能缓解这些疾病的症状。

那么，我们该怎么处理压力呢？有三种最基本的方式：逃避、释放或控制它。

1. 逃避的方法之一是成为一名僧侣，住在喜马拉雅山上，每天诵经念佛。那样你就完全不用担心汽车月供、抵押贷款、老板、上司，或让你有压力的那些人际交往。我很尊敬僧人，他们的一些简单生活方式很值得我们学习。不过，僧人的生活并不适合所有人。

2. 释放压力并不一定意味着向狼扔石头。当我们早上睁开眼睛，发现邮箱里躺着一封需要处理的邮件，我们会立刻回复。当一个可恶的司机突然给你来了个急转弯，你会大声骂他然后报警。餐厅上菜慢了，就找经理投诉服务员。碰到任何让你有压力的人和事，不逃避，尽情发泄。这种方法的问题就是你不能完全释放压力，这是像野人拿石头打狼一样的一种原始方式。你是在让压力控制你。这样做的结果就是，你可能会丧命或进监狱。当然，你也不会有什么朋友。

3. 在这两种极端之间就是对压力的控制。塞利说要致力于我们能"赢"的事情上，或能控制的事情上，正是暗示我们要控制压力。也就是说，不要被压力束缚和淹没。除了我们将在下一章学习的技巧外，了解如何控制应激反应也是很重要的。

压力不仅源于外界，也源于内心

当我没有养狗的时候，我分不清它们是在友好地吠叫还是要咬我。我总是被狗吓到，所以每次看见它们，我都会拔腿就跑，就会产生"战或逃效应"。如果那时我身体很放松，就不能这么轻易地从狗嘴里逃脱了。一直到我开始养狗，我学会了它们的语言，通过叫声，我知道它们是高兴还是想攻击别人。现在我看见狗会很高兴，因为它们大多数都很友好。我也是在这时才知道，吓到我的不是狗的叫声，而是我的无知。狗或叫声本身通常都不是压力的原因，我们内心对它们的感觉才是产生应激反应的真正原因。

我们看待事情的方式有很多种，正如中国谚语所说的"塞翁失马，焉知非福"。迈克尔·乔丹可能是史上最好的运动员，但在高中二年级的时候，他被高中组篮球队开除了，他不得不去初中组打篮球。他非但不认为这是件坏事，反而认为这是一次机会。这让他比其他人付出了双倍的努力，才有了他后来作为专业篮球运动员的胜利。这样看来，被裁有时候也不是坏事。

乔·格林斯坦（Joe Greenstein），就是著名的"铁臂阿童木"，他被认为是世界上最强壮的人之一。不过，他出生时体弱多病，医生甚至说他活不过5岁。病痛让他看到了生命的可贵，这份对生活的热情造就了他的成功。圣雄甘地（Mahatma Gandhi）在南非被逐，才能领导印度革命取得巨大成功。无论是对乔丹、铁臂阿童木，还是对甘地来说，"失败"就是一个学习和进步的机遇。当我遇到不好的事情时，我总会想到中国那个"塞翁失马"的传统故事。

很久以前，有一个贫穷的农民，名叫塞翁。他只有一个儿子、一匹马以及一小块地。一天，马突然在山里走失了。邻居们听到这件事，都来安慰他不必太着急，年龄大了，多注意身体。塞翁见有人劝慰，笑笑说："丢了一匹马损失不大，没准还会带来福气。"

邻居听了塞翁的话，心里觉得好笑。马丢了明明是件坏事，他却认为也许是好事，显然是自我安慰罢了。可是过了没几天，走失的马不仅主动回到家，还带回一匹骏马。

邻居听说马自己回来了，非常佩服塞翁的远见，向塞翁道贺说："还是您老有远见，马不仅没有丢，还带回一匹好马，真是福气呀。"

塞翁听了邻人的祝贺，反倒一点儿高兴的样子都没有，忧虑地说："白白得了一匹好马，不一定是什么福气，也许会惹出什么麻烦来。"

邻居们以为他故作姿态，纯属老年人的狡猾——心里明明高兴，却有意不说出来。

塞翁的独生子，非常喜欢骑马。他发现带回来的那匹马身长蹄大、嘶鸣嘹亮、彪悍神骏，一看就知道是匹好马。他每天都骑马出游，心中洋洋得意。

一天，他高兴得有些过头，策马飞奔，一不留神从马背上跌下来，摔断了腿。邻居听说，又纷纷来慰问。

塞翁说："没什么，腿摔断了却保住了性命，或许是福气呢。"邻居们觉得他又在胡言乱语。他们想不出，摔断腿会带来什么福气。

不久，匈奴兵大举入侵，青年人被应征入伍，塞翁的儿子因为摔断了腿，不能去当兵。入伍的青年都战死了，唯有塞翁的儿子保全了性命。

是福是祸，谁知道呢？

事实上，你不能改变事实，但你能改变态度。我跟同事伊恩·查尔默斯（Iain Chalmers）先生说，我们可以控制压力（部分压力），他说："难道你要告诉加沙的朋友，他们房子被炸的恐慌仅仅是他们心理作用吗？"伊恩是对的。如果你告诉那些正在饱受饥饿和战争煎熬的人们，他们的痛苦仅仅是心理上的，那就太荒谬了。我从未经历过战争，我经历过的最饿的一次，也只是参加了一次自愿的节食活动。

然而，当我母亲的乳腺癌转移并不得不接受根治性手术的时候，我有点儿能理解他们的感受了。我母亲是一个很好的母亲，是多数孩子们最想要的慈爱的母亲。她是我认为最像天使的人，因此我觉得她不应该经受这一切。为了治疗癌症，她尝试了很多方法，化疗、节食、增重或减肥，都没有效果，因为她的癌症太严重了。我真的很努力地让她放松，但是放疗让她的大脑受到了影响。最重要的是，她总在想，一旦她走了，孩子们怎么办，即使我们都已经成年了，但是她还是不放心。所以我知道，当事情真的特别糟糕的时候，改变看法也于事无补的。

正因如此，读者朋友们，如果你正在经历一些确实很不幸的事情，我不会鼓励你振作起来，因为那只是心理作用而已。

幸运的是，我们遇到的大多数问题都没那么严重，我们比那些经历过战争或癌症的人更有可能乐观地看待问题。有趣的是，我写这本书的部分灵感正是源于伊恩的一个朋友，他就住在加沙。他叫哈米斯·埃莱西（Khamis Elessi），我们是他在来牛津上我的课时认识的。

我遇见他的那天，他刚刚经过 3 天的奔波到达英国。一路上，他经受了各种护照检查、全身检查、飞机延误以及不计其数的侮辱，他还很担心千里外的家人。更让他担心的是，他住的地方没办法联网，因此他没办法完成网上作业，这给他的学习带来了很大的困难。

即使如此，在上课的第一天，他还是面带笑容地走到了所有同学的面前。他是我见过的最快乐、最友好、最热情的人。他积极参与课堂讨论，对同学们十分尊重，不管这些同学来自什么社会阶层、信仰什么宗教、支持什么政治党派。我写完这个故事之后，曾发邮件问他是否介意我把他的故事和名字写在书中。他的回答和他的故事一样鼓舞人心。

亲爱的老师：

非常感谢你的来信……微笑是快乐最自然、最自然的表达方式。

我之所以一直那么积极乐观，主要是因为我一直有一个生活信条——该发生的总会发生。同时，我们生来就有一个神奇的法宝，它能治愈伤痛，建立人与人之间信任的桥梁，让你我的生活变得更美好，这个法宝就是"微笑"。使用它毫不费力，几块肌肉动一下就行，但是效果立竿见影。它能很快消除你的担忧、怀疑和争论……它能让我们找回希望，照亮我们前行的道路。我总是说，"你脑子里想到的事，总有一天能用双手实现"。我们多么幸运，有爱我们的兄弟、恩师，还有朋友，那么我们有什么理由不去微笑呢？不管发生任何事，请保持微笑。

此致

敬礼！

哈米斯

我并不是说哈米斯的乐观心态改变了他的生活，他面对的现实生活是我难以想象的。不过，这种乐观的心态和微笑，能帮他以一种更好的方式面对生活中的苦难。如果你看新闻，你可能就会觉得，像哈米斯这样的人很稀有，但事实并非如此。你只要想去寻找（不要从新闻上），就会发现有很多这样的人。前几天，我在看报纸时，发现了另一个振奋人心的故事，故事的主角是一位叫爱丽丝·赫兹 - 索默（Alice Herz-Sommer）的女士。

爱丽丝是一位著名的钢琴演奏家，最近去世了，享年 110 岁。如果你了解她的真实生活，就会知道她的一生有多么坎坷。在第二次世界大战中，年纪轻轻的爱丽丝被抓到了集中营里。在那里，她失去了丈夫和家人，幸存的小儿子和她相依为命。但是，好景不长，她的小儿子因为动脉瘤早早地离开了她。晚年，她独自住在伦敦的单身公寓里，承受了很多痛苦。即使这样，她还坚持每天练习弹钢琴、散步，而且对每一位访客都很友好。

她怎么能保持这么积极乐观呢？就像她说的："我看到的都是美好的。当你放松时，你的身体也是放松的；当你悲观时，你的身体也会不舒服。这取决于你看待事物态度的好坏。当你善待他人时，他们也善待你。当你付出时，你就得到了回报。"

如果说环境是导致紧张和难过的唯一原因，那哈米斯·埃莱西和爱丽丝·赫兹-索默最应该紧张和难过了，但是他们没有。如果世上的事情能让我们放松和快乐，那么拥有美貌、财富和名望的人，如玛丽莲·梦露（Marilyn Monroe）和迈克尔·杰克逊（Michael Jackson）应该是幸福的，但他们不是。所以，至少在某种程度上，压力源于我们的内心。

练习：用 5 个简单的方法消除紧张和焦虑

关于消除紧张的方法，研究最多的就是放松和冥想，我们将在下一章中详细介绍。同时，我还使用过其他 5 种可能会对你有帮助的方法，如下。

1. 缓慢呼吸。从战或逃状态转换为食或养状态的最简单方法就是减缓你的呼吸。我前面说过，交感神经（战或逃）反应是自动的，这是我们不能控制的。当我们感到危险的时候，战或逃反应就会自动发生，但它是能控制的。

不管你想不想，你都会呼吸，但是你可以自己慢慢地呼吸。呼吸就像是连接交感神经系统和副交感神经系统的通路，因为它一直存在，但我们仍然可以控制（关于副交感神经系统，详见下一章）。

由于交感神经系统和副交感神经系统是协同工作的，因此我们可以通过减慢呼吸频率来影响全身的反应。有随机实验发现，调整呼吸频率可以减轻焦虑和紧张。缓慢呼吸可以抑制全身的交感神经系统、兴奋副交感神经系统（使人放松）。做这个练习时，先吸气6秒钟，然后呼气6秒钟。如果没法计时就估计一下。如果你觉得6秒钟太长了，就尝试5秒钟或4秒钟——在你感到舒服的前提下减慢呼吸。马上试一下，看看有什么感觉。大多数人觉得会身心放松。Youtube Videos 上有我的一个视频，可以证明我尝试了7秒钟的呼吸，这个视频叫"缓慢呼吸可以减轻压力"。

如果你觉得压力太大，都不能集中精力去控制呼吸了，那就可以采取下一种方法了。

2. 做点儿事情。 不要因为压力整天唉声叹气，问问自己："我能做些什么来解决现存的问题？"如果你的车坏了，不要总是担心抱怨，着手去修或叫一辆拖车就好了。如果你不知道解决问题的具体方案，那就做些别的事，什么都可以。最好做些善事（详见第十二章），或仅仅跑一跑、跳一跳、喊一喊，无论做什么都能让你感觉更好。如果你冷静下来了，就坐下来看一个励志故事或做点儿"如果"练习。

3. 读一些励志故事。 哈米斯和爱丽丝的故事就是很好的励志故事，能帮我们减轻忧虑和紧张。下面再来讲几个励志故事。

· 海伦·凯勒（Hellen Keller，1880—1968年）。在两岁生日之前，海伦·凯勒失去了视觉和听觉。即便如此，她还是学会了读书和写字，成为首个获得学士学位的聋盲人。她还致力于解决社会福利、女性选举权和残疾人权利等问题。她的人格魅力给很多人留下了深刻的印象。

- 贝多芬（Beethoven，1770—1827年）。作为一位音乐家，听力丧失可能是灭顶之灾。挫折不可避免地来临，但他却创作出音乐史上最伟大的作品。

- 罗莎·帕克斯（Rosa Parks，1913—2005年）。她本来可以很容易地成为美国庞大的种族隔离系统的一员，但是她却改变了这一系统。在美国南方的中心地带，人们依旧对黑人实施种族隔离政策，但是在1955年12月1日，那是著名的一天，当时帕克斯正要在一辆公共汽车上就座，听到司机要求黑人给白人让座。帕克斯拒绝了司机的要求，然后就遭到了监禁。她的英勇反抗引发了亚拉巴马州蒙哥马利地区的黑人抵制公交车运动，并拉开了美国现代民权运动的序幕。

在下面这个网址你能找到很多这样的励志故事：www.biographyonline.net/people/overcame-difficult-odds.html。如果你有宗教信仰，你也能在宗教书籍中找到这样的故事，比如《圣经》《可兰经》或《薄伽梵歌》。

另一个能帮你摆脱忧虑的方法就是"如果"练习。

4. "如果"练习。想想那些让你感觉有压力的事情。可能是饮食有问题，可能是想要一份更好的工作或一段美好的感情。如果你根本不知道，这可能就是压力本身了。接下来，问自己一些"如果"开头的问题。以下是现在或以前使用过的一些问题。

如果我坚持健康的饮食方式，会怎样呢？

如果我有了理想的工作，会怎样呢？

如果我有了一段惊心动魄的感情，会怎样呢？

如果我能彻底改变和改善人们看待自己身体和健康的方式，会怎样呢？

闭上眼睛想象这些"如果"都成真后，你会有什么样的感觉。用你所有感官去想象，尽可能完善所有细节。

例如，如果你坚持这种饮食，你会有什么感觉？你会说什么？你会变成什么样子？世界会是什么样子？如果你得到了理想的工作，你和这个世界会是什么样子？如果你有了一段美好的感情，变成"改良全新版"的自己，你会怎样帮助这个世界？

写下这些问题的答案。

然后在旁边放1小时，这1小时你可以去吃午饭、吃晚饭、洗个澡或仅仅休息一下。1个小时后再看一眼你写下的内容，或者大声朗读出来，都随你。想到就拿起来看看——最好在起床后或睡前看。这可以帮助你对可能出现的压力形成一种新的态度。

另一个方法就是直接转换到放松反应。

5. 不要再担心压力。我们对事情的担忧就是一种压力。事情发生后（可能是车坏了），你会意识到自己处于紧张状态，加上看了这章的内容，你可能会对自己说："糟糕，紧张会不利于我的身体健康的！"如果你真的这样做了，那你就会有两件事需要担忧：一是你的车坏了，二是你担心自己处于紧张状态。你最好把注意力集中到怎么解决问题（你的车坏了），忽略你正在担心自己处于紧张状态这件事。因为它既于事无补，也毫无意义。

第六章

瑜伽是怎么教会披头士放松的

> 不要担心未来；或者担心吧。但是你
> 要知道，担心的效果就好像用泡泡糖来解
> 决代数问题一样。
>
> ——玛丽·施米奇（Mary Schmich）
> 美国记者和普利策奖得主

印度高僧马赫什·约吉（Mahesh Yogi）和哈佛的赫伯特·本森（Herbert Benson）

1967 年，哈佛医学院的心脏病专家赫伯特·本森医生在猴子身上做关于血压的实验。也是在那一年，披头士乐队正在探寻生命的意义。用保罗·麦卡特尼（Paul McCartney）的话说："我们尝试了毒品，下一步是……试图找到一个意义。"当印度高僧马赫什·约吉来到伦敦时，披头士乐队就去拜访他了。他们很喜欢和大师交谈。1968 年，他们 4 个人带着美酒和女友去了印度，追随大帅练习冥想。紧随其后的，是大批电视或报纸的新闻记者。媒体到了才发现，大师这里的明星还

不少：沙滩男孩的叔叔麦克（Mike Love）、米亚·法罗（Mia Farrow）和唐纳文（Donovan）已经早就在这了。尽管大师已经尽量隔离记者让这些明星能得到片刻的安宁，但是这件事还是传遍了全世界。东方这片神奇的土地突然间就变得备受追捧。

因为马赫什大师的名望，一些修行者也来到哈佛会见赫伯特·本森。他们告诉本森，马赫什大师教的那种冥想，叫作超觉静坐，可以像药一样降血压。起初，本森觉得这些人都很奇怪，就委婉地请他们离开了。但是这些人不停地来访。本森终于忍无可忍，决定做一个实验来证明超觉静坐毫无用处，彻底让那些人死心。

不过，本森还有一个条件，就是马赫什大师必须亲自参加。通过这种方式，他不仅能够证明冥想是无用的，还能揭露马赫什大师的骗局。马赫什大师对冥想很有信心，就答应了本森的条件。他希望哈佛专家的实验能为冥想提供一个科学依据。

第一次实验的时候，本森选了 36 名年龄在 17 ~ 41 岁之间的修行者，让他们嘴里含着东西，戴上鼻夹和很紧贴的面罩，但是这些东西并没有阻止他们进入深度放松状态，他们的呼吸频率、耗氧量和血酸度（与紧张相关）都降低了。第一次的实验看不出血压是否降低了，因为选取的被试者都是一些年轻健康的人，他们的血压本来也不高。因此，接下来本森就选取了一些有高血压的中老年人做进一步的实验，结果发现冥想有着和药物相差无几的降压效果。

本森将冥想诱导的状态描述为一种"清醒状态下的生理性过度代谢状态"。体内环境的恢复和重建是被诱导的，这和睡觉相似。不过，修行者没有真的睡着，这时监测到的脑电波是深度放松的脑电波，而不是深度睡眠的脑电波。这种反应跟上一章描述的战或逃反应是相反的。

战或逃反应与交感神经系统兴奋相关，而放松反应与副交感神经系统兴奋相关。"para"① 在希腊语里的意思是"对抗"或"相反"。这就是为什么交感神经系统产生的效应的别名是战或逃反应，而副交感神经系统产生的效应被称为食与养反应的原因。副交感神经系统由大脑和脊髓与内脏相连的神经组成，主管放松、消化和繁殖。本森和其他人在修行者身上观察到副交感神经系统兴奋，包括消化系统、性器官及其他能减慢心率和呼吸的神经。不需要战斗或逃跑的时候，我们就能放松下来，享受食物，想一些让人开心的事。那是副交感神经系统活跃的时候。

放松和冥想激活食与养反应（使副交感神经系统兴奋）主要有三种方式。

第一，正如我们在前一章所学到的，我们的压力主要来自精神压力，而不是外界环境的压力，而放松和冥想能让我们摆脱精神压力。当我们专注于我们的身体或呼吸时，我们就不会一直想"昨天同事怎么得罪我了，明天我要怎么报仇"等这种事情。当我们的思想不再沉浸在这种俗事上，身体和心灵就会得到放松。

第二，当你放松时，你的呼吸会减慢。因为副交感神经系统兴奋时，各种变化都不是单独发生的（关于这一点，如果你做了上一章的练习你就会知道，接下来我会详细解释），所以缓慢呼吸会引发与副交感神经系统相关的所有反应。因此，你只需要减慢呼吸，就能产生彻底的"食与养反应"。

第三，身体在冥想（或放松反应）时会更加放松。当身体处于放松状态时，它就会告诉大脑一切都很好，没有危险，可以放心地去吃

---

① "副交感的"全拼为 parasympathetic。——译者注

饭和生育。所以副交感神经系统和交感神经系统是拮抗的，即使这两个系统在很多方面是相对的，但也有两个共同点。

1. 这两个系统兴奋或抑制时都会引起身体的整体反应。如果你看见一匹狼，不仅瞳孔会放大，所有其他器官也会变化，心跳加快、消化抑制和肺内血管扩张等反应会一起出现。同样，全身的肌肉也是相互关联的。有证据表明，如果你放松下巴，整个身体都会放松。它们都属于自主神经系统（"自主"是一个奇特的词），这就意味着它不受你的意识支配。

2. 当你的大脑感受到狼的存在，战或逃反应就会被自动激活。当你忙了一天终于疲惫地躺在床上时，放松反应同样会自动发生。与之相对的是非自主神经系统，就是能够用意识支配的神经。当我用手指写下这些字或去拿茶杯时，我的手能够接到我的指令并做出对应的动作。哲学家们经常讨论自由意志实现的可能性，但这不是我今天要说的。

关于交感神经系统和副交感神经系统的自主性，还有一点需要补充。正如我们在上一章之后的练习中所看到的那样，它们的自主性是不完整的。这一章后面的练习也可以证明，我们可以部分地控制它们。最简单的方式就是，自主地调整呼吸。

本森想向全世界的科学界宣布他关于冥想的发现。但有一个问题，在他亲眼看见超觉静坐作用之前，一直认为它言过其实，他觉得他哈佛的同事很可能也和他一样。他们可能认为本森变成了另一种长发嬉皮士，像披头士那样大麻吸多了。但是本森很机智，他想到了一种方法，既能宣传这一发现还能避免被人看作是庸医。他用"放松"代替了"超觉静坐"这一说法，撰写了一本书——《放松效应》(*The Relaxation Response*)，这本书刚一出版就很畅销。他采用的这个新名字不仅让他免于被同事排斥，还很贴切。马赫什的超觉静坐确实很好，但是并不是唯一的方法。世上冥想的方法没有数千种也有数百种。我自己试过的也有 30 多种。

除了冥想，催眠、一些祈祷和传统的瑜伽都能让人产生与放松效应相同的生理反应。说到传统瑜伽，我指的是那种包括呼吸技巧和与正念①相关的姿势（西方大多数瑜伽都很注重标准姿势以及对身体的好处），这些都能让人产生放松反应。因此，本森不仅给冥想新选了一个名字，而且还找到了这些不同方法的共同作用——它们全都激发了人的副交感神经系统和放松效应。

最近兴起了一股"正念热"。你可以参加课程，或自己下载个 APP 练习，哈佛商学院也在教你怎么通过正念练习成为一个更有影响力的领导者。类似本森不用"超觉静坐"而选"放松效应"，正念也是被人选用而广泛使用的。

正念起源于佛教，乔恩·卡巴 - 金（Jon Kabat-Zinn）发现了它的作用，但也像本森那样怕被同事排斥，所以将这种精神训练方法定义为"正念"。尽管佛教不崇拜上帝，但是那些非佛教徒或犹太教人还是觉得佛教和他们格格不入。所以，卡巴 - 金用正念来代替佛教的静坐。他还放弃了所有教文和仪式，比如诵经。结果就是，只要称之为正念，基督教徒、犹太教徒和穆斯林就可以练习，而不会触犯他们的教规。

只要是真正尝试过或了解佛教静坐和正念的人，就会觉得这两种方法极其相似。看起来不同的地方只是引领者的穿着和外貌：正念教师会有正常的发型，穿着牛仔裤；而佛教和尚则会剃着光头，身穿僧

---

① 正念，一种精神训练方法。——译者注

袍。而且有些和尚还会将静坐作为一个很正式的仪式对待，之前都要诵经。诵经听起来就是简单地重复那几句常用的佛经句子，意思一般是"请给我内心的安宁"。一般不会提到某个特定的神仙。

当然，你也可以跳过诵经这一环节。一位佛教大师需要经过几年甚至几十年的修行，才能教导别人静坐，但你只需要在周末上两节课就能成为一名正念教师，我觉得这就是两者之间的主要区别。一位有经验的大师更擅长回答你在静坐时的问题。在你静坐一段时间后，脑子里通常就会出现一些奇怪的问题。

练习正念的潮流迅速地席卷了全世界，不仅是因为"正念"这个词剔除了宗教色彩，还因为它确实对大多数人有益。最后我想说，不管是哪个名字，不管是放松、做传统瑜伽还是其他的，只要你想做就好。如果你对它感兴趣，就要去尝试，其他的都不重要，因为它真的有益于健康。

放松效应有益健康的证据

最近有一个关于马赫什的超觉静坐的系统评价，分析了 4 个随机实验，共有 430 位被试者。这篇文章表明，每天坚持进行两次 15 ～ 20 分钟的超觉静坐，不仅能降血压，还能延长寿命。其中一个实验发现，实验结束 3 年后，被试者中练习冥想的人都活着，而没有练习冥想的只有 77% 的人活着，看起来好像是冥想增加了 23% 的存活率。这些实验对于系统评价来说，说服力不是很大，要想证明冥想对人体的益处，我们需要更多的文章。然而，如果我们把它和太极、瑜伽这种类似的方法放在一起研究时，就能发现它们共同的益处，超觉静坐的神奇效果也会变得更加可靠。

放松效应也能减轻人的焦虑和抑郁。一个大样本的系统回顾分析了 47 个随机实验，共有 3515 名被试者。这篇文章发现，正念能像药物一样减轻超过 10% 的压力、焦虑、疼痛和抑郁，对这些小病来说，它的效果和普通药物一样，甚至更好，还没副作用。还有研究证明，练习这些方法能提高人的生活质量。在这个大样本的系统回顾中，有一个实验研究的是那些家里有痴呆患者需要照顾的人们。要知道，让痴呆患者一个人待着是很危险的，所以看护者需要寸步不离。这就导致看护者要放弃他们的兴趣爱好，减少体育锻炼，和朋友也越来越疏远。

这个角色通常承担着很大的压力，所以那些要照顾痴呆患者的人自己也会有各种各样的健康问题，这并不奇怪。在这个研究中抽取的 78 名看护者中，一半人接受正念的课程训练，另一半人接受额外的教育和支持。6 个月之后，接受正念训练的人比那些仅接受普通教育的人，压力减少了 25%。焦虑水平没有改变，但是抑郁水平降低了超过 10%。这个效果比用药物降低压力和抑郁的效果还好。

这一领域的系统评价越来越多，结果也普遍为阳性。这些文章表明，这些放松方法具有和普通药物一样的疗效，或是能在配合药物使用时加强疗效。还有一个好消息，就是没有研究发现它的任何毒副作用。这些系统评价也表明，放松对治愈下列这些疾病有帮助。

- **焦虑和压力**。有两个共涉及 74 个实验和 5000 多个被试者的系统评价表明，放松疗法或正念能减轻超过 10% 的焦虑水平。

- **关节炎**。一个涉及 7 个随机实验的系统评价表明，正念能减轻一些慢性疾病,比如关节炎。

- **哮喘**。包括 15 项实验的一项综述表明,放松疗法可以改善哮喘患者的肺功能。最近的一个随机实验发现,正念能提高生活质量,减轻哮喘患者的压力。还有一项实验发现,放松疗法可以降低患有支气管哮喘的孕妇的血压。

- **抑郁**。包括 12 个随机实验在内的一个系统评价表明,放松冥想能够适度减轻抑郁症状。另一个涉及 6 项随机实验的评价表明,正念可以防止抑郁的复发。

- **糖尿病**。一个对 4 项实验的回顾发现,瑜伽有可能减轻 II 型糖尿病患者的症状。另一个针对 5 项实验的研究发现,它在短期内对空腹血糖水平有积极作用。

- **高血压**。对 107 项研究的回顾表明,冥想可以降低高血压。

- **失眠**。一个对 112 项研究的回顾表明,大多数身心疗法的实验都能减轻失眠症状。

- **肠易激综合征**。一个对 8 项实验的回顾发现,放松冥想可以减少肠易激综合征的发作。

- **腰痛**。一个包括 10 个随机对照实验共涉及 967 名患者的系统综述发现了瑜伽在减轻慢性腰痛方面有短期疗效的有力证据以及长期疗效的适度证据。

- **多发性硬化症**。对 4 项高质量的随机实验的回顾显示,包括瑜伽、正念、放松和生物反馈[一种通过监测身体各种参数(比如心率)来学习如何控制它们的方法]在内的身心干预措施,可以减轻多发性硬化症引发的各种症状。

- **癌症患者的心理健康(幸福感)**。一个针对 3 个随机实验的系统评价报道了阳性的结果，这些实验都是将正念和瑜伽结合起来作为干预方法的。实验结果显示，它能改善情绪、提高睡眠质量和减少压力，这些都有助于提高患者的主观幸福感（包括减少抑郁和焦虑症状）和生活质量。

- **艾滋病的压力**。一个对 6 项实验的回顾表明，放松反应、传统的冥想或正念可以改善艾滋病患者一些常见的健康问题，例如焦虑、压力、哮喘、关节炎、抑郁、糖尿病、高血压、失眠、肠易激综合征、腰痛、多发性硬化症症状和缺乏幸福感。

一些研究也表明，放松反应可以增强免疫力。甚至有证据证明，放松可以帮助你解决一些实际问题。

放松和创造力

除了对健康有益之外，放松效应还可以使我们更容易找到解决问题的富有创造性的方法，这些问题当然也包括那些让我们倍感压力的问题。我可以用登克尔蜡烛问题来解释一下。将一根蜡烛、一盒火柴和一小盒图钉放在桌子上。桌子靠墙，墙上挂着一个木板。你的任务是把蜡烛固定在木板上，保证蜡不会滴到下面的桌了上。如果以前没有见过这个谜题，先不要看答案，尝试一下（或者思考一下怎么办）。

有些人想用图钉把蜡烛固定在木板上，但是这样完全没用，因为图钉不够长，穿不过蜡烛。还有人想把蜡烛烧化一些，把另一面粘在木板上，这样也不行，因为木板太光滑了，而且蜡还是会滴下来。最终有不少人想到了问题的答案，很简单，就是把图钉倒出来，用图钉把盒子钉

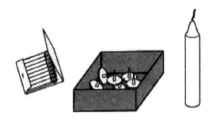

图 A：登克尔的蜡烛问题

在木板上，然后把蜡烛放在盒子里，再点燃蜡烛。

1962 年，山姆·格鲁克斯伯格（Sam Glucksberg）用增加悬赏的方式改善了这个问题。他告诉部分被试者："我准备了 5 美元和 20 美元的奖金，你得到的奖金多少取决于解题的速度，每组前 1/4 解答出问题的人会得到 5 美元，而最快的那个人会得到 20 美元。"

因为通货膨胀，现在这些钱相当于 40 美元和 150 美元。现在你可能会觉得奖金会激励他们解得更快。事实上，结果正相反。知道有奖金的人，反而不如不知道有奖金的人解题快。这该如何解释呢？只能

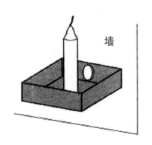

图 B：登克尔的蜡烛问题的正确答案

说明，我们在把任务转化为竞争的过程中，给被试者增加了压力，激发了他们的应激反应。压力在我们逃跑的时候很有用，但也会限制我们的创造性。

放松效应是怎么起作用的

总之，放松效应（包括那些具体方法，比如冥想、传统瑜伽、太极等）能激发副交感神经系统，包括消化系统和免疫系统。很多研究通过监测一些免疫相关指标，比如 C 反应蛋白、免疫细胞计数和抗体反应，来判断放松反应对免疫系统的作用。结果证实正念确实可以通过改善免疫功能，使这些指标发生变化。放松反应还能促进人体对营养物质的消化吸收，并确保人体必需的营养和能量的供应。这些反应都在我们放松时自动进行。不过，我们也能有意识地控制这些放松反应。

转换思维能让你更放松

威斯康星大学的阿比奥拉·凯勒（Abiola Keller）和他的同事们进行了一项简单有趣的研究。研究表明，对压力采取放松的态度可以减少压力带来的危害。之前一项研究中，研究小组对近 30000 名美国人就这两个问题的回答进行了调查。问题如下。

1. 在过去的 12 个月里，你认为你承受的压力有多少？是很多、中等、较少，还是一点儿也没有？

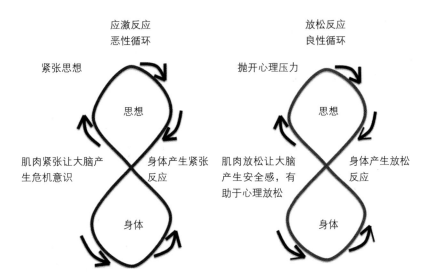

2. 在过去的 12 个月里，压力对你健康的影响程度如何？是很大、中等、较少，还是完全没有？

结果发现，第一个问题的答案是"很多"的人更容易出现健康问题。说自己有很大压力的人与那些完全没有压力的人相比，死亡率升高了 43%。考虑到我们已知的应激反应和它对免疫等系统的消极作用，这个结果也在意料之中。

当研究者分析那些在第二个问题中回答"较少"或"完全没有"的人时，结果很让人惊喜。有些人觉得自己的压力很大，但是他们不认为压力会影响他的健康，所以不用担心。这些被试者的健康状况更好，甚至比那些没有压力的人还好。作为一个观察性研究，它同样面临着"是鸡生蛋还是蛋生鸡"①的问题：是对压力的潇洒态度导致了身

---

① 即因果不明。——译者注

体健康，还是身体健康让人对压力不屑一顾？如果你完全不担心压力会带来危害，那你真的有压力吗？这些问题我们都没有确切的答案。

健康心理学家凯利·麦格尼格尔（Kelly McGoniga）就忽略了观察性研究的鸡和蛋的问题，她在 TED 演讲时声称，对压力的担心才是导致美国人死亡的第 15 大原因，而不是压力本身。

她证明这一观点的主要研究并不是决定性的，但她的主要论点是好的，就是我们应该停止担忧，因为我们可以控制它。要知道，担心对于我们的压力水平有害无益。因此，我们有必要每天花点儿时间放松一下。

练习：引导自己产生放松反应

放松可以帮助你从战或逃反应中转换到放松效应中。一种方法就是追随披头士的步伐去拜访马赫什大师，但这是完全没必要的。还有很多其他的方法，包括冥想、正念、传统瑜伽、太极、气功和本森的放松效应。我会教你们一种经证实有效的练习方法。你只需要空出 15 分钟时间，找一个安静的地方——一个你闭着眼睛也觉得很安全的地方。这种方法很简单，而且效果立竿见影。

有意识地放松

这就是我教你的放松方式。因为我知道有很多证据表明瑜伽能放松身心，而且这种方法的原理与瑜伽类似，所以我才会用它。做这个练习时，你最好躺着，当然坐着也没关系。先做几个深呼吸或叹几口气（参见之前的练习），感受身体慢慢放松的过程。准备开始收缩和放松身体不同部位的肌肉。做这些时，你最好闭上眼睛，所以在尝试之前，把这段看完。或者去 YouTube 上找我的频道，那里有我做的很多教学音频，你可以一边听一边做。

- **腿** 把注意力集中在你的腿上。深吸气，然后收缩你的腿部肌肉。屏住呼吸，挤压大腿、跟腱、小腿——所有腿部的肌肉。当你做这些时，保持身体其他部位完全放松。几秒钟后，突然呼气，同时放松腿部肌肉。

- **胳膊** 把注意力转移到胳膊上。像上一次一样屏住呼吸，收缩胳膊上所有的肌肉——肱二头肌、肱三头肌和前臂肌。和刚才一样保持其他部分完全放松。然后在呼气的同时放松所有上肢肌肉。

- **后腰** 把注意力放到腰部。屏住呼吸，收缩后腰和臀部的肌肉。如果你觉得自己很强壮，可以把臀部抬起来。腰部和臀部肌肉收缩时保持全身其他部位完全放松。呼气的同时，完全放松这些肌肉。把抬起的腰放下来。

- **肩膀** 把注意力放在肩膀上。肩膀抬到耳朵的高度，再让肩膀尽可能远离耳朵。然后你可以任意扭动肩膀。再把它们用力往下压，感受肩部肌肉和肩胛骨带来的张力。然后深呼吸，呼气时，放松肩膀。

- **脖子** 吸气，慢慢地把头左转，保持身体上除了脖子的部分充分放松。你可能会感觉到脖子后面的椎骨在扭动。这样保持住，做一个深呼吸，然后把头再慢慢地转回来，感受脖子上肌肉的张力慢慢消失。现在重复这个动作，做另一边。吸气，把头慢慢转向右边……

· **脸和头** 把注意力集中到脸和头上，闭上眼睛，深吸一口气，然后挤压你脸上所有的肌肉，挤眼睛、挤下巴，就像要把脸上所有东西都集中在鼻子周围一样。屏住呼吸几秒钟。然后呼气，快速放松脸上的肌肉，你会觉得所有压力都消失了。感觉下巴是放松的，嘴唇是放松的，眼睛是放松的，眉毛是放松的，额头是放松的，甚至整个头皮都是放松的。

· **全身** 现在感受你身上所有肌肉和骨头都在放松。如果觉得身体很重，就把它完全放在地上或椅子上。呼吸也放松。不

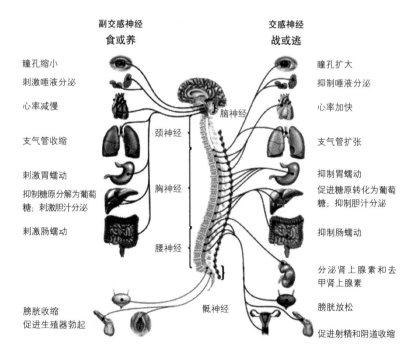

	副交感神经 食或养			交感神经 战或逃
瞳孔缩小		脑神经		瞳孔扩大
刺激唾液分泌				抑制唾液分泌
心率减慢				心率加快
支气管收缩		颈神经		支气管扩张
刺激胃蠕动		胸神经		抑制胃蠕动
抑制糖原分解为葡萄糖；刺激胆汁分泌				促进糖原转化为葡萄糖；抑制胆汁分泌
刺激肠蠕动		腰神经		抑制肠蠕动
				分泌肾上腺素和去甲肾上腺素
膀胱收缩 促进生殖器勃起		骶神经		膀胱放松 促进射精和阴道收缩

要担心你不够放松，不要去想怎么才能更放松。只要简单地享受这一刻就好。如果你还有时间，就这样多待 1～10 分钟。

良性应激和最佳状态

关于放松效应，还有一点需要补充：如果你一直处于完全放松的状态，你可能永远不会起床。我们做事情的时候还是需要一些压力的。问题是我们做了太多的事，承受了太多不必要的压力，它们耗费了我们太多的精力。我们需要调整压力，让它在给我们足够的动力的前提下危害也最小。而且，我们在完成任务后也需要放松，这样压力就不会一直持续下去。

我刚开始成为划船手的那几年，在比赛前总是感觉特别紧张，导致实际比赛时我就变得特别累。我在不知不觉中陷入了紧张状态，就像前面说到的那个野人一样。后来，我学到了一些放松的方法，让我能在比赛开始前保存精力。然而，有极少的几次，我在赛前没有足够的紧张让我集中精力去训练，也许是因为那天我累了，或者遇到了些不好的事情。那些天，我必须去学习一些方法来激发我的斗志。为了表现得更好，你需要让自己处于"最佳状态"。

1908 年，罗伯特·M. 耶克斯（Robert M. Yerkes）和约翰·迪林厄姆·多德森（John Dillingham Dodson）首次解释了"危险地带"这个词。他们意识到，要去做一些重要的任务，压力是必不可少的，但是也不能太多。耶克斯 - 多德森定律（Yerkes-Dodson Law）指出，压力的增加会在一定程度上提高你的表现，而过量就会适得其反。一旦我们理解了这一点，就可以做一些事情来增加我们的能量和压力水平，或者减少它们，以确保我们处于最佳状态。

耶克斯 - 多德森定律

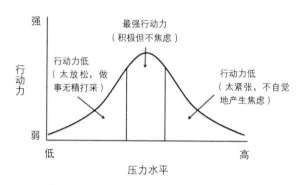

当我和人们谈论起最佳状态时，观众里总会有人坚信压力对他们意义非凡，因为它能帮他们把事情做好。除了在与狼搏斗这种情况下，我想不出还有别的情况需要这种"超出最佳范围"的压力。更何况过度的压力会对健康带来负面影响，所以即使高度的压力真的能让人做事更好，那也只是饮鸩止渴。

事实上，那些看起来很放松的人，其实一直在逃避，很多需要做的事情都没有做。有些人表面上看起来很懒散，但实际上可能因为忙碌和压力变得筋疲力尽了。我去过 12 个国家，在那里我遇到过数以千计的人，其中只有一个人是完全放松的。

他是一个可爱的巴厘岛人，名叫韦恩，在一个小旅馆里工作。这个小旅馆位于巴厘岛的一个偏远地区，我曾经在那儿住过一个星期。他整天躺在吊床上无所事事。我应该只看见他扫过一次地，而且动作特别慢。每次我跟他说我要吃早餐了，他就会笑着答应我，然后继续在吊床上躺几分钟，再慢吞吞地走到厨房去。他会在里面待上一个小时，然后拿出来几片吐司和一些水果——1小时就做了几片吐司！如果他再放松一点儿，估计我就要饿死了。对韦恩来说，多点儿压力确实是好事。但我们和韦恩不一样，那些放松的技巧更适合我们。

我们需要知道怎么放松和怎么让自己处于最佳状态，放松和压力保持平衡，都不要太过。

练习：进入最佳状态

有很多方法可以帮你达到最佳状态或相对平衡的状态，我已经写了很多关于如何成为这方面专家的文章。我要分享的这两个练习十分简单，不过如果你要达到最佳行动力的状态，它们可能不够，但却能帮你解决很多问题。第一个是在你感觉很焦虑时减轻你的压力（这个很常用），第二个是让你在感觉很无聊、没有足够的动力时，重新燃起斗志。

1. 过度焦虑时减轻压力。最好的方法就是调整呼吸。请参阅第四章的减慢呼吸的练习。如果你感觉自己太焦虑了，做一下这个练习，你的焦虑就会减轻。你可以一直做下去，直到你感觉自己回到了最佳状态。另一个简单的呼吸练习就是呼气。深吸一口气，然后屏住呼吸，在你感觉不舒服之前，深深呼一口气把烦恼都呼出去。除了经验之外，这个方法的疗效也是有研究证明的。

2. 如果你缺乏动力，就需要给自己一个新的开始。对我来说，这种情况很少见，但有时也会发生。同样，一个给自己充电达到最佳状态的简单方法还是调整呼吸。但是这次，不是减慢呼吸，而是在短时间内做几次深呼吸。要感觉能量水平上升，你至少要做 3 次。如果做得太多你可能会感觉头晕，所以开始时先少量地做。

安慰剂绝不仅是心理作用

> 年龄是一个心理概念而不是生理概念。
> 如果你不介意，年龄就不是问题。
>
> ——萨奇·佩吉（Satchel Paige），
> 非裔美国棒球传奇运动员

布鲁斯·莫斯利（Bruce Moseley）和安慰剂

布鲁斯·莫斯利是休斯敦火箭队（美国篮球队）的外科医生，他给很多队员做过各种膝关节手术。例如，关节镜是一种金属管，借助它可以做外科常规检查，有助于诊断和治疗膝关节疾病。在手术中，莫斯利医生将关节镜插入膝关节，然后用它来修复受损的软骨，去除破碎的骨片，减轻病人的疼痛。在美国，医生们平均每年要做上百万次膝关节镜检查，一次的花费是 5000 美元，一年总计要 50 亿美元。

后来，当莫斯利医生发现那些态度比较积极的队员往往恢复得更快时，他突然意识到，安慰性关节镜可能也会产生同样的效果。于是，他找了 180 个有膝关节严重疼痛症状，而且药物治疗无效超过 6 个月的病人。很多这样的病人想站起来都很困难。莫斯利医生为其中一半的病人做了真正的膝关节镜，另一半做了安慰性膝关节镜——就是将他们麻醉，在膝关节上切开一个小切口，但没有做膝关节镜，没有修复受损的软骨，也没有清除破碎的骨片。为了确保病人不知道自己的分组，医生和护士对患者进行手术时都是按照正常手术程序操作的，即使是在安慰性手术中也是如此。

布鲁斯·莫斯利和他的团队定时监测患者的情况，询问他们的疼痛情况、一次能行走的路程，发病前走的台阶数。两年后，结果让莫斯利大吃一惊。不能说安慰性手术的效果和真实手术差不多，而是完全相同。

当我读到布鲁斯·莫斯利的文章时，我很惊讶，因为安慰性手术是前所未闻的。即使我研究了这么多，也会怀疑安慰性手术是怎么治愈这种看似简单的局限性器质性疾病的。我甚至想，是不是实验中的这些人不通过手术（安慰性的或真实的）也能痊愈？就像第一章中提到的科克伦的战俘营一样，也许莫斯利的患者只是个很好的例子，说明人体在不经任何治疗的情况下是怎么变好的。这些病人通过药物治疗但没什么效果已经超过 6 个月了。所以这假手术取得的效果对患者来说十分有戏剧性。

然后我想，安慰性手术可能就是个主观的心理作用，病人可能仅主观上感觉变好了，而对病情的客观状态并没有帮助，各种指标也不会有变化。不过我发现，安慰剂组的病人同样也能爬更多的楼梯，走更长的路程。因此，安慰性手术既有生理上的效果也有心理上的效果。但我还是不太相信：安慰剂怎么能治愈膝关节的器质性疾病？我怀疑莫斯利的实验就是个偶然。但是我错了，事实证明，其他安慰性手术的实验也得到了相同的结果。

安慰性脊柱手术

椎管成形术是在背部切一个小口，然后将骨水泥注入受损椎体内以固定椎骨，这个名字很贴切。在 2003 年，2.5 万名美国人接受了这项手术，目前做过这项手术的人已达 10 万人，他们每人花费 5000 美元。因此，每年在这一项上的花销仅在美国就达到了 5 亿美元。

澳大利亚的研究者找到了 78 个脊柱骨折患者，为他们中的一半做真正的手术，另一半做假的椎管成形术。安慰性手术的过程是先切开皮肤然后抽出骨头，但是不注入骨水泥。结果发现，接受安慰性手术的患者恢复情况和接受真正手术患者的恢复情况一样好。椎体成形术也不是完美的，从某些方面来看，它甚至是得不偿失的，因为术后很多人需要长期服药。不仅如此，它还可能会有骨水泥渗漏、进一步骨折、难治愈性排尿障碍以及下肢无力的风险。

除了安慰性关节镜和安慰性椎体成形术，还有其他很多安慰性手术也有很好的疗效。我在牛津大学的同事最近进行了一项研究，分析了 50 个关于各种外科技术的安慰剂对照实验，发现安慰性手术在超过半数的实验中都取得了和真正手术相同的效果。

我曾经拒绝过医生建议的脊柱手术和膝关节手术。我曾经不小心伤了脊柱，医生建议我做手术，但我拒绝了，因为我害怕手术的风险。当我做一些类似深蹲或扫地的动作时，后背就会疼，但是后来我通过练瑜伽完全好了。两年前，我在打排球时扭伤了膝盖，不久，我又忍着疼痛去马拉松比赛跑了半马。马拉松让我的膝盖伤上加伤，休息了几个星期也没有好转。我的腿最多能弯到45度，走几分钟就疼得受不了，所以我去做了个检查。

医生告诉我，这是半月板损伤，需要做手术。当时，我正在写这本书，我认为做手术是没有必要的，所以我选择了理疗。现在我已经差不多全好了，腿能完全弯曲，上星期还跑步跑了3个小时，膝盖完全没有问题。我不是在强调我从没有做过外科手术，而是说，如果有更保守、更经济、风险更小的选择，我会优先考虑。

安慰性手术是如何起作用的

安慰性手术的作用机制是多方面的。首要原因就是安慰性手术激活了体内的某些机制，导致体内产生更多的镇痛药物，例如内啡肽和多巴胺。至于那个安慰性膝关节手术，我觉得莫斯利医生自身的明星效应也起到了一定的作用。他确实很厉害。想一想，如果你走进手术室之后，发现要为你做手术的那个人，就是你每次打开电视看篮球比赛时都会看到的那个人，你会有什么样的感觉？

接受安慰性手术的人中，有个叫西尔维斯特·科利根（Sylvester Colligan）的，他在接受手术时76岁。他知道自己做了安慰性手术，当人们向他问及莫斯利医生的时候，他说："他给我留下了深刻的印象，尤其是我听说他是休斯敦火箭队的队医……所以，我毫不犹豫地签字同意了，我想尝试一下他做的这个新手术……手术已经过去两年了，我的腿从来没有再疼过……就像换了一个新膝盖一样。我完全信赖莫斯利医生，在电视上看篮球比赛时，我每次看见他都会对我的老婆说，'看，就是这个医生治好了我的膝盖！'"

国际安慰剂专家丹·摩尔曼（Dan Moerman）拜访了莫斯利医生，说："他是个让人印象深刻的人，高高壮壮的，运动员身材。他很友好，做事坚韧不拔，值得信赖……就算我从来没在电视上见过他，也不喜欢篮球，我也会觉得他是个优秀的外科医生。"

所有这一切都意味着，如果莫斯利给你诊治，你就会预料到自己变好。在第八章，我们会进一步说明积极预期会使人体产生自身镇痛物质。在第十章，我还会说明医生的良好态度会对病情产生的治疗效果。

关于安慰剂的作用机制还有另一种解释：它激活了身体的再生能力，叫伤口愈合级联。所有的有活性的器官都有强大的再生能力，在它们受伤或受损的时候就会被激活。就算你切掉一条蚯蚓的头，它也能再长出来。当然，如果你切掉的是人的头，那就不能再长出来了，但是，人身体的其他部位都能很好地再生自愈。

一旦你受伤，伤口愈合级联就会被激活。身体不知道你身上的伤口是被恶意刺伤的，还是要做善意的手术，只是每次在受伤后兢兢业业地修复受伤部位。第一步是在受伤部位进行凝血以止血。然后就是一个神奇的过程，白细胞会过来吃掉那些多余细胞，就是"吞噬"。接下来，机体会在受损局部产生新生血管，为进一步的修复提供充足营养和生长激素。然后进一步形成瘢痕组织，再长出皮肤，伤口就完全好了。

安慰性脊柱手术还有一个特有的机制：当你做手术的时候，会打大剂量的止痛药，这会让你的背部疼痛暂时消失。不疼了之后，你就可以自由活动了，这对你的病情有好处（活动能减轻背部疼痛）。

事实证明，安慰性手术是有效的，这意味着那些伤害性大、昂贵的真正手术，其实并不像我们想象的那么必要。也说明对治疗效果的积极预期，也可以治愈器质性和心理上的问题。我见过很多做过膝关节或脊柱手术的人。他们中的很多人需要做不止一次手术，然而他们不会承认，他们还有更好的选择。

我在一次圣诞节聚会上遇到了一个人，他马上就要去做第 3 次膝关节手术了，当我跟他说起安慰性手术时，他告诉我："也许安慰剂可以治疗像轻微疼痛那样的心理问题，但对我不起作用，你看我膝关节的 X 光片，它显示了一种器质性的损伤。"他可能是对的，他膝关节的器质性损伤可能比莫斯利医生的那些患者更严重，但从统计学上看，他的病情并不比其他人更严重。更重要的是，他的反应暗示了人们的两种观念：

· 他膝盖上的"生理性"问题和信仰等"心理性"问题不一样；
· 身体里的某一部分就像机器零件，是独立存在的，和整体或其他部分没有关系。

这两个观点有些道理，但总的来说是误解。身体和心理是密切相关的，身体的每个部分也是互相联系的。这种误解源于法国哲学家和数学家勒内·笛卡儿（René Descartes）。

思想、身体和机器：笛卡儿的思考

安慰剂可以治愈类似疼痛和抑郁这种"心理性"的疾病而不能治

愈像膝盖损伤这种"生理性"的疾病，这一观点的成立需要一个前提，那就是我们要把心理性（思想）和生理性（机体）区分开。"思想和机体各自独立"的这一观点是不久前才由笛卡儿提出并发扬的。你可能在年轻的时候听过这首歌：

> 划，划，划你的船
> 水上泛起层层波纹
> 快乐呵，快乐呵，快乐呵，快乐呵
> 生活仅仅是一场梦

当我还是个孩子的时候，我想知道，我们是否都生活在梦中？我问母亲："我们是不是都在做梦？"她说，她只知道她没有。我追问她："你是怎么知道的？"但她不能给我一个确切的答案。孩子都是优秀的哲学家，因为他们总是在问为什么。笛卡儿也用同样的方法去调查那些他确信的和不确信的事情（可能是他梦到的事）。

在问了自己几十次之后，他发现他不能确认他有身体，他可能是梦到自己有一个身体。不过，他能确认他有思想，因为做梦和思考都需要它，所以他提出"我思故我在"。笛卡儿发现"有思想但不一定有身体"的这一结论，引导他把思想和身体区分开来。思想和身体是可区分的，这个观点在那个时代是革命性的，因为当时人们相信，思想、灵魂，或"生命力"，都是身体的一部分。这就是为什么在笛卡儿的观点横空出世之前，人们对信仰治疗或圣水这种东西深信不疑，据说这种方法也治好过不少病。

笛卡儿的失败在于，他的观点与许多常识是不一致的。想一想，如果身体和思想是分开的，那么：

· 喝酒后，酒精作用在身体上，为什么也会改变人的神志？

· 抗抑郁药物是实物，它是如何改善人的情绪的？

· 身体上的疼痛是如何使人心情沮丧的？

安慰性手术可以改善"器质性"症状，放松你的身体，也能放松心情（反之亦然），这一点下一章也会说，积极的想法可以激发人体产生内啡肽和多巴胺，让你的身体感觉更好。身心的相互作用是解释这些现象的理论基础。笛卡儿理论的缺陷是，他承认身体和思想是相互作用的，但是他又把身体和思想分开，所以，他找不到一个合理的说法来解释身体和心理的互动。

尽管许多常识告诉我们，身体和思想是密切相关的，但我们似乎仍然会说有些东西是心理上的，有些是物质的或机械的（不是心理的）。我不知道为什么会这样。可能因为社会需要世俗的思想，而科学否认了灵魂和那些无形的东西，唯一的选择就是把身体当作一个没有灵魂的机器。

当谈到机器时，笛卡儿有另一个观点，这个观点对我们研究思想如何影响身体造成了极大的困扰。他认为，人体是一台机器，所以身体上的每个部件都是独立的，例如，膝盖就是独立的。什么部件出了问题，修好就行了。没有必要把这个机器看作一个"整体"，更别说思想对它的影响了。

笛卡儿关于"人是机器"的观点也不是完全错误的。心脏就像是一个泵，肌肉和骨头就像是皮带和杠杆，药物作用于细胞，就像用微型工具修理微型机器一样。把人体看作机器，人们就会在手术和药物治疗方面得到长足的发展。但是从总体来看，人体又不仅仅是一台机器。

117

你的整体大于部分的总和

当你描述一个人时，你可能会说，他有多高，他的皮肤是什么颜色的，他的头发是什么颜色的，他的声音像什么，他的五官和腿有多么漂亮。这样很好，但你忘了将这个人描述成一个整体。例如，（原谅我）你描述的这个人不幸地出了事故，他的双腿留不住了，还受了很严重的烧伤。现在他就不会那么高了，看起来也会不一样。但是从本质上来说，他还是原来的他。所以除了身体的各部分，我们还需要其他的东西。

如果机器的某一零件发生故障，我们可以修好它，而不会对其他零件产生太大的影响。然而，人体却大不相同。为了保持科学家说的"动态平衡"（简单来说，平衡），不同的系统需要协调合作。为了维持生命，身体需要保持正常的体温、呼吸和心率。当体温下降时，血管会收缩以保存热量，寒战使肌肉运动增加（产生更多的热量），甚至会停止出汗。这些反应会让体温回升。如果体温过高，血管会扩张以释放出更多的热量，过多地出汗会导致体温降低。所有这些系统——血管扩张，汗腺分泌汗液或不分泌，还有寒战，都是相互关联的，所以你改变其中一项，其他的也会发生变化。但是在科学杂志里的图片上，这些好像都是以独立的系统存在的。

除了相互影响，身体里的这些部分还存在一种未知的联系。未预料的药物作用就是个例子。2006 年，一个研究组在 6 名志愿者身上对一种名为 TGN1412 的药物进行了第一次人体实验，研究组向他们每人支付了 2000 比尔（大约 2500 美元）作为报酬。然而，由于是第一次人体实验，被试者很少考虑到安全的因素。这次实验中，人类所用的剂量比猴子的安全剂量低 500 倍。

即使在这个小剂量范围内，在用药几分钟后，也会发现被试者血液中的白细胞不见了。经过一个多月的住院治疗，即使这些人仍在积极地和病魔作斗争，还是出现了严重的器官衰竭，免疫系统也似乎受到了永久性的损害，在剩下的时光里，他们的身体已经无法忍受一丝风吹草动。有一名被试者失去了所有的脚趾和手指尖。导致出现这个后果的原因，不仅是这个药物对人的作用不同于对动物（众所周知），还有科学家这几年里研究的都是药物对人体几个部分单独的作用，他们没有预料到会导致这么严重的器官衰竭。药物确实激发了他们研究的那些系统的活性，但也对其他系统造成了毁灭性的损害。

极偶然的情况下，这种药物的另一种积极作用可能会意外地被发现。昔多芬最初是一种降血压的药物，但在实验中它的降血压效果不佳。然而，辉瑞药厂的研发人员发现，很多中年人都来向他们要药，因为这个药极大地改善了他们的性生活。这个药物后来的商品名叫伟哥，在商业上取得了巨大的成功。同样，伟哥会有意外疗效，是因为它激活了男性生殖器相关的机制。

除了这种无法斩断的相互关联，你的身体还通过两样东西连成一个整体，这使你在健康方面再也不能将各个部分独立看待。这两样东西就是生命和意识。事实就是，你不能因为看到组成你身体的分子和原子或其他部分就说这个身体是活的。组成身体的物质很多，有氧气（65%）、碳（18%）、氢（10%）、氮（3%）、钙（1.5%）、磷（1%）、钾（0.5%），以及 1% 的其他物质，如硼、铬、钴、铜、氟、碘和铁等。

你可以在化工厂花几美元就能买到这些化学物质。这些物质是通过怎样的组合才让你维持了生命呢？是什么意味着活着？这个问题困扰了科学家和哲学家几千年了，仍然没有答案。但是能确定的是，我们不能抛开生命来谈人体或它的某些部分。

意识也把我们的整个身体联系在了一起。活着的人，可能还有很多其他动物，都是有意识的。如果你在读这段话，你知道你在读它们，这就是意识。当你吃东西的时候，你是有意识的。如果你被打晕了或处于昏迷状态，你还是活着的，但你不能真正知道自己还活着，而且一些核心的东西也正在从你生命里消失。有意识是活着的一个基本条件。科学家和哲学家用了几千年追寻它的足迹，试图找到意识是什么，在哪里。他们找遍了人体，但一无所获。他们发现大脑会对我们的经历产生反应，例如，当我们看见狗的时候，大脑中某一部分会发亮，但是他们没有解释我们看到狗时为什么会发生反应。

科学家们不想考虑灵魂和生命力的因素，他们想到了"自然属性"。说明自然属性的一个很好的例子就是水。水是由氢原子和氧原子组成的。室温下，氢气和氧气是高度易燃气体。水也是由氢和氧组成的，但是它在室温下是液体，还能灭火。只看氢原子和氧原子，你怎么也看不出来水是什么样的。而水的湿润性就是因氢原子和氧原子结合产生的。

意识和生命也可以说是自然属性。依照自然属性的观点，生命是由分子、细胞和器官构成的人体产生的。科学家和哲学家说的这种情况是科学的，不是灵魂和生命力这种迷信的方式。这种自然属性的说法有道理，但是我们不知道怎么运用它来解释生命的本质。一些权威的专家在过去几十年里，一直试图解释为什么自然属性比灵魂和生命力这种老概念更科学。公平地说，评判委员会还不能判定他们是否完全成功。

我其实并不反对人们把生命和意识称为自然属性。的确，有些东西在你的整个身体上，因为有它你才活着，它把你身体上每个部分都连在一起。而且它让你的意识（例如，积极的思想）直接作用于人体，这有助于你理解安慰性手术。

结论：从笛卡儿的角度看问题

知道了我们的身体不仅仅是一台机器，而且身心是相互影响的，要理解安慰性手术是怎么起作用的就容易多了。人们就是因为把膝盖和脊柱看成一个独立的零件，才会认为手术是治疗"完全机械性"的膝盖或脊柱问题的最佳方法。伤口愈合级联说明，对于膝盖或脊柱的损伤，身体上的不同部位可以自己再生修复，甚至完全恢复。

安慰性手术能够起作用的另一原因是，我们希望它能起作用：我们的思想会影响身体。在下一章中，我们还将叙述思想能促进人体产生自己的镇痛物质和消炎药。这不是说积极的思想能马上治愈世界上所有的疾病。不是说我们发自内心地祈祷，就能让车烧爵士茶也能跑。不过，就像在本书开篇我引用的丹·摩尔曼的话一样，人不是机器，不能只考虑局部。

练习 1：确保你决定做脊柱、臀部或膝盖手术时，是有充足依据的

在你决定做脊柱、臀部或膝盖手术之前，你应该与你的医生讨论一下保守治疗的可能性，除非在非常特殊的情况下。有系统评价表明，

对某些疾病来说（包括各种类型的骨折），手术治疗的效果很少会比保守治疗更有效。保守治疗就是物理疗法和生活方式的改变，例如加强运动和改善饮食结构。让我们回到第二章的尾处，和你的医生进行一次开放性的双向对话。

也有证据证明，书中推荐的这些放松运动和（合适的）瑜伽，有助于治疗脊柱、膝盖和臀部的疾病。保守治疗与手术相比有两大优点。第一，它不像手术那样有副作用。25% 的患者做手术之后会出现很多副作用，包括骨折、心脏病、呼吸困难、血栓、卒中，进一步地手术甚至会造成死亡。第二，保守措施更便宜，一般人也能负担得起。即使你的国家有公立医疗系统，它也能帮你省钱，因为这决定了你要缴纳多少税。

练习 2：用你的思想来控制身体，反之亦然

这个练习简单有趣。你要一次性看完这段，才能去做这个练习。你可以站着或坐着，肩膀前倾，同时低头看向地面。保持这个姿势，想象分级。从 1 到 10，1 代表"最差"，10 代表"最好"。为你现在的感觉打个分，你会打几分呢？记住这个数字。现在，坐直，挺胸，抬肩，后背挺直。即使假装也要有点儿微笑。同样地，从 1 到 10，你觉得你现在是几分？记住这个数字。这个数字比你俯首前倾的时候高吗？到目前为止，绝大多数人都觉得确实好了一点儿。甚至有的评分高了几个点，这说明简单的运动能起到和某些药物相同的效果。所以下次你感觉很失落，需要一点儿动力的时候，就站直或端坐一会儿，再加上微笑（即使是假装的），就会感觉好点儿。现在想一想……如果

一个机器做同样的事，它会有相同的感觉吗？

练习3：不要随意责备

我有时会听到这样错误的逻辑推理：

· 如果你的思想能让你感觉更好，那么你只需要保持积极的想法，就会远离疾病；

· 既然你的身体是受思想控制的，那你生病也一定是思想出了问题。

这种推理的逻辑是错误的。的确，思想能影响你的健康状况，然而，你的身体也能影响你的健康状况。我生来就患有黄疸，这与我的思想无关。我们不能仅仅因为身体和思想是相互关联的，就认为思想能控制身体的所有。身体本身也是一个关键的因素。因此，把所有疾病的原因都归咎于思想问题是错误的。

同理，我们不能仅仅因为积极的思想能让人感觉更好，就认为做到这件事很简单。每个人的身体都各不相同，思维方式也各不相同。就像哈米斯·埃莱西和爱丽丝·赫兹－索默（第六章提到过）这样的人，本身就比其他人更积极乐观。我可以说我的乐观程度和大多数人差不多，有时我会觉得想要开心起来很难，但是我的消极思想也不会让我在生活中一蹶不振或一败涂地。而我认识的其他人，不管遇到什么事情都很悲观。不管是遗传、家教，还是人生经历，我们在这些因素的影响下，形成了自己的思维方式，一旦形成就很难改变。这就像我们想要把肱二头肌变大一样困难。一旦你了解了思维的真实性和重要性，你就能明白为什么想要改变思维方式这么难了。

做了书里每一章末尾的练习，你就会发现，与其说你在控制思想，倒不如说你在控制身体。更重要的是，这本书并不是要责备什么，而是想告诉你怎么变得更健康。我向你提供一些相关知识和实用的方法。本身就很健康的人可以学到一些让自己保持健康或变得更健康的方法。对于在身体或心理方面有问题的人，这本书可以帮他们让身体变得更好。

身体不健康是因为你的思想出了问题，这一点是不可信的，还有一个更重要的原因。当你责备别人的时候，他们不会感到开心。因为我们和其他人也是相互影响的（详见第四部分），你让别人不开心，这种不开心也会反作用于你自己身上。

当你发现你很难改变自己的思想和习惯的时候，你不应该责备自己，毕竟你也是一个普通人。总之，不要随意去责备。

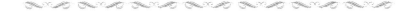

第三部分

深入观察你的内在治疗师

我说药物就是一片特定的叶子，只是这药物还有一种神奇的魔力，

就是当人使用它的时候吟唱，它就会让他彻底恢复健康，

但少了这种魔力，药物就只是一片普通的叶子。

——柏拉图（Plato）

对于制药公司来说，安慰剂是证明他们药物有效的一块恼人的绊脚石。对怀疑论者来说，安慰剂就是骗子用来迷惑人的假药。关于安慰剂是否真的有效，人们一直争论不休。有人认为它能包治百病，也有人认为它毫无作用。在这些论点之中，有一点是可以确定的：大多数医生都在使用它。参与调查的美国、德国、以色列的医生中，有半数以上的医生都承认至少开过一次安慰剂。在英国，就像我在前面引言里说的，我在 2013 年的研究发现，97% 的医生开过安慰剂，至少一次。

也许这些医生本能地知道我的系统评价想要表达的是安慰剂的作用很强大。有时医生会拿糖块或生理盐水来当安慰剂。有一次，我听一名医生说，一个瘾君子跑到他的诊所说他背疼，让他给他开些吗啡来止疼。但是我这个同事知道给他太多吗啡对他没好处，所以就给他注射了些生理盐水，但是处方上写的是吗啡。结果看起来也起作用了。

现在医生会用抗生素治疗病毒感染（抗生素对病毒感染没效果），或给患者用达不到相应血药浓度的低剂量药物。这种情况甚至越来越频繁。这种明知是病毒感染还用抗生素，或故意给患者用低于治疗量的药物剂量的做法，从一些方面看其实和用安慰剂没什么区别。

在接下来的几章中，我将向大家揭示这些研究人员是如何工作的。服用安慰剂使患者有理由相信自己不久就会变好。这种对美好未来的信念使身体产生了能让他们感觉更好的化学物质。积极的信念也可以有助于减轻焦虑、疼痛和沮丧。我们的大脑会学习在特定的环境产生特定的反应，例如，在医生诊室或医院就会感觉更好。大脑的这种功能有助于解释"非盲"安慰剂（即患者知道自己服用的是安慰剂）的作用机理。医生的重视和亲切的态度会对患者的健康有益。所有这些的综合作用，激发了免疫系统，使身体变得更健康。

第八章

积极思维的力量

> 不管你认为自己行不行，你都是对的。
>
> ——亨利·福特（Henry Ford）
>
> "汽车大王"福特公司创始人

乔治·莱维（George Lewith）教授是一位家庭医生，他对我的安慰剂研究很感兴趣。他也是我认识的最善良、对我帮助最大的人之一。我们第一次见面是在一个会议上，不久之后，我决定向他咨询一些问题，就是我做一名桨手的时候出现了背疼的毛病，不是很严重，所以没必要去医院，我只想问他有什么建议。但那是个星期六下午，我觉得在周末打扰他不太礼貌。我认为他不会接电话，所以我只打算给他在电话中留言。当他接电话的时候，我很惊喜。

"很高兴接到你的电话，吉米。"他说，"你好吗？"

"我很好，谢谢关心，你呢？"

"我很开心，现在正在医院，我的小外孙刚刚出生了。"他回答。

我当时想，真是糟糕，我不仅在周末给他打电话，而且还是在他的家人如此重要的时候打电话给他。我做了一个深呼吸，然后说："我过几天再打给你吧，我没什么重要的事。"但是他坚持说他有时间，很耐心地听完了我的问题，还给了我很好的建议。我向他表示了感谢，觉得他真是个好人。

"这是我的荣幸。"他说，"无论你有什么问题，都可以打电话给我。"他确实说话算话，每当我在医学方面有问题时，就会打电话给他，他每次都会不厌其烦地给我解答。乔治的同事都知道他对患者也特别好。但是有的人认为，在病人面前表现得风趣乐观就是浪费精力，应该把这些精力都用在斟酌合适的药物上。其中有一个叫作布鲁斯·托马斯（Bruce Thomas）的同事，他说乔治这种友善的行为可能会让患者感到很温暖舒服，但是于病情无益。托马斯医生精通病理学和生理学，但是他不相信医生对患者的态度会那么重要，有时他甚至对病人态度很恶劣。一旦你把处方的正确性摆在最重要的位置，脾气坏点儿又有什么关系呢？

1987 年，乔治向托马斯提出了挑战，让他尝试对病人采取积极的态度，看会发生什么。托马斯医生接受了挑战，他确信他会很好地证明乔治是错的。在实验中，托马斯提前准备了一些卡片，一半写积极，一半写消极。他把卡片打乱，放在桌子抽屉里。当病人来的时候，他首先判断他们是否患有危重的疾病，是否需要转诊给专科医生或叫救护车。如果没有，他就会把手伸进抽屉，抽出一张卡片。

如果这张卡片告诉他要和病人进行积极沟通，托马斯医生就会给病人一个明确的诊断，还会明确告诉患者几天后就会感觉好转。如果没有开药，他就会告诉患者他不需要服药。如果开了药，他就会告诉患者这样治疗，不久后病情肯定会好转。

如果他抽到的是消极的卡片，他就会告诉患者："我不确定你患了什么疾病。"如果不需要开处方，就会接着跟患者说："所以我不会给你治疗。"如果需要开处方，他就会告诉患者："我不知道这样治疗对你的病情是否有效。"

在各进行了 100 次积极和消极的谈话后，托马斯医生才停止了这项实验。他发现，64% 的进行了积极交谈的患者在两周内病情出现了好转，相比之下，进行消极谈话的人中仅有 39% 的人出现了好转。这意味着，那些得到明确诊断的人比那些托马斯医生没信心治好的人，病情好转的可能性要高 60%。托马斯医生看着调查结果说："积极的态度真的有意义吗？"

托马斯医生的这个实验有个缺点，就是它的结果指标是主观性的，因为他就是让病人告诉他，他们是否感觉更好了。有可能一些病人其实并没有好转，但是说他们感觉好多了。托马斯医生非常肯定地向他们保证疗效，他们可能不敢反驳医生。但随后的数十项实验以更有力和客观的结果证明了积极态度的意义。

法布里奇奥·贝内德蒂（Fabrizio Benedetti）是意大利著名的安慰剂研究者，他比较了两种治疗模式，他把这两种模式叫作非盲和盲法治疗。接受非盲治疗的患者知道自己在接受治疗，所以他对自己有积极的预期。接受盲法治疗的患者不知道自己在接受治疗，所以他们对自己的病情没有积极预期。正常情况下，你不可能在患者不知情的情况下对他进行治疗，但是贝内德蒂想到了一个巧妙的方法解决这一问题。

贝内德蒂就职的医院很擅长做开胸手术。一个开胸手术要通过切开胸壁接触到心脏和肺脏。手术的目的通常是切除肿物、明确心肺疾病的诊断、进行肺复张，或引出胸腔积液。医院里现在还有 42 个这样的病人在输液。

他在实验中给每个人都通过静脉注射了吗啡，但只有一半的人知道自己用了吗啡。医生在静脉滴注之前会告诉这部分患者，要给他们用一种强效止疼药，几分钟之后就不疼了。其余 21 例患者，输液设备均事先安排好，在输液过程中无医生或大夫出现。

和往常一样，在输完吗啡后的 30 分钟和 60 分钟时，他们被问及疼痛程度，并需要用 10 个等级来描述，0 代表完全不疼，10 代表疼到难以承受。结果在知道自己使用了强效止疼药的人中，吗啡的镇痛效果比不知道的高出了 20%。

贝内德蒂这个巧妙的实验说明，医生提供的积极信息不仅能在主观上使患者感觉更好，客观上也能使人变得更好。同样用这种非盲和盲法的实验设计，贝内德蒂和他的同事给 10 个帕金森患者接上电极。然后，让他们接受一种叫脑深部刺激术（DBS）的治疗方法，这种方法通过电脉冲刺激主管运动的脑神经核，来阻止该部位的大脑异常放电，有助于对抗帕金森的神经系统症状。

一半的人知道自己的电极装置开启了，一半人不知道。由于某些原因，研究者总喜欢把一些简单的东西说得很复杂。帕金森患者运动变慢被叫作运动迟缓。在实验前后，他们都会让被试者用食指去按一盏灯的开关，以此评估他们的运动迟缓程度。接受非盲刺激的人，即那些知道自己接受了脑深部刺激术的人，他们的反应时间是接受盲法刺激的人的一半。

2017 年，我对 16 个随机实验进行了系统评价，这些实验着眼于积极的心理预期对疼痛的治疗效果的研究。共有 4000 名被试者接受了类似于托马斯医生的实验，也证明了乔治医生是绝对正确的。我给他们的积极信息是，与普通药物相比，这个药物的治疗作用只好不差，还没有副作用。来自医生的积极信息减少了患者的恶心、气喘、紧张和抑郁等症状。我还发现，积极信息的作用不仅在心理上起作用，而且对那些客观存在的事物也会起作用。实验证明，积极的信息能改善帕金森患者的手部运动、肺的呼吸功能，还能改善胸痛患者的动脉供血。积极信息能减少患者的用药剂量，缩短他们的住院时间。不过，它是怎么起作用的呢？

静心享受的益处

积极信息可以通过三方面改善健康。第一就是通过减少紧张和焦虑。如果你认为会发生什么坏事，例如你可能患有重症肺炎，脑子里可能会有个肿块，或者你的脊柱疼得要让你瘫痪，你很可能就会感到十分焦虑。在前面我们已经知道，焦虑和紧张会增加得心脏病或其他疾病的风险。一些实验也发现，抑郁更容易导致这种情况，只是焦虑的时候疼痛会更严重。紧张很可能会导致一种叫胆囊素的激素分泌，它会让大脑接收到更强烈的疼痛信号。如果我告诉你一切都很好（一般都会如此），或他们有办法治好你（一些必要的问题需要处理，以避免恶化），你就会觉得很安心，不再那么焦虑。

心理预期和多巴胺

想象你是一个野蛮人，刚刚猎得你人生中第一头水牛。你发现谁猎到一头水牛就能得到"报酬"（他们认为和水牛等价的任何东西）。你想要得到这个"报酬"，但是想要再猎到一头水牛太难了。它们一察觉到你的靠近，就会四散逃离。你必须绕一大圈从山坡下面慢慢靠近。依靠仅有的一点儿食物和水，你走了整整一天。累得抬不起头，气喘吁吁，急需躺下来休息。要不是队伍里一个有经验的老猎手一直在推着你，你可能早就放弃了。走了不知道几小时后，你突然发现水牛就在你前方不远处。想到那诱人的报酬，你感觉又充满了能量。你忘了疲惫，迅速靠近这可怕的动物，抛出了你的矛。被扎中了脖子的水牛挣扎着想跑，但勉强走了几步之后还是倒下了。你历经艰辛之后终于成功地得到了报酬，觉得自己又充满了力量。

你的这种精神焕发就是由于大脑的奖赏系统的运作。简而言之，在我们做了一些对生存有益的事情之后，它会让你感觉更好。这些事包括吃饭、赚钱，或健康的性生活等，它们都对你的生存有好处。大脑的这种奖赏机制会产生更多的多巴胺。它能让你感觉快乐，还会让你为了美好的未来想做更多的事。有时你想到要发生的一些美好事情的时候，也会有这种快乐的感受。这就是为什么野人在接近野牛时会有一种想要杀死它的冲动。

多巴胺听起来像是会上瘾，没错，它就是会上瘾。我们会对食物、性和钱财上瘾就是因为它。这些东西对生存有益，但是它们的坏处比好处更大。公平地说，我们中大部分人都会对至少一样东西上瘾。我们总是在吃饱了之后还吃，挣够了钱之后还继续工作，总是在足够了之后还贪得更多的东西。很多非法的娱乐性药物的作用靶点就是奖赏机制。例如，可卡因就是通过阻止脑内多巴胺分解吸收来提升体内多巴胺水平。

多巴胺解释了为什么在贝内德蒂的研究中，积极的心理预期能减轻帕金森患者的症状。造成帕金森症的一个因素就是，脑内产生多巴胺的那部分突然罢工了。在一项研究中，被试者全部都是帕金森患者，一部分服用吗啡，吗啡可以提高体内多巴胺水平；另一部分服用安慰剂。不过，不告诉他们实际服用的是哪个。结果很明显：两组患者的多巴胺活性都增加了两倍。使用安慰剂的患者以为自己用的是吗啡，这使他们产生了积极的心理预期，从而使体内的多巴胺增多。帕金森患者服用药物的作用机理一般也是如此。

药物治疗其他疾病的时候也是通过提高多巴胺水平来起作用。用来治疗多动症的精神振奋性药物能提高脑内的多巴胺和去甲肾上腺素的水平。这也是积极的心理预期和增加体内多巴胺数量能治疗多动症的原因。有一个实验能证明这件事。这个实验选取了 100 个 8 岁到 18 岁的多动症儿童。最开始，给所有孩子服用真正的药物。几星期后，研究人员把药物剂量减半，另一半用安慰剂来代替，但是他们不告诉孩子其实药物已经减量了。他们发现，半量的药物作用效果和足量时相同。

当你对自己有积极的心理预期或医生告诉你要有信心的时候，体内产生的药物不止多巴胺一种。

心理预期和内啡肽

对积极奖赏的心理预期及体内多巴胺水平的增高，都能促进内啡肽的产生，内啡肽是体内自然形式的镇痛药，就是吗啡。法布里奇奥·贝内德蒂还有另一个比较冷门的研究，他给患者使用安慰剂治疗，告诉患者这种治疗方法疗效特别好，给他们一个积极的心理预期。在给他们服用安慰剂的同时，再给他们服用纳洛酮。纳洛酮能抑制吗啡和内啡肽的作用。然后他给所有被试者使用止血带，看他们对疼痛的反应。仅仅使用安慰剂的人感觉到的疼痛就比用了安慰剂和纳洛酮的人程度轻。所有被试者服用安慰剂后都会产生天然镇痛药内啡肽，但是纳洛酮抑制了内啡肽的作用。贝内德蒂的研究还表明了纳洛酮会抑制积极心理预期，也说明了积极的心理预期能促进体内产生内啡肽。

积极的心理预期能改变你的行为

高中时，我是那种成绩好的孩子，但是只要有团体活动，我总是不被选中。后来我在新罕布什尔州达特茅斯学院攻读工程学，那时我非常钦佩那些受欢迎的远东伙伴，与他们相比我总觉得自惭形秽。幸运的是，有一天我竟然碰到了学校新划艇队的教练（真的是偶遇）。他在校园里走，看见身高超过 1.8 米的人就问想不想去他的队伍。他告诉我和其他未来的队员，我们将成为真正的快速桨手——想多快就多快，事实确实如此。

对划船来说长得高是个很大的优势，至少要超过 1.8 米，这是我的短板，所以我的自身条件并不好。但是我相信自己、崇拜且相信他，所以我训练得很努力，用尽全力。我每天会练两次，每次一到两个小时。如果我不相信我会划得很好，那段艰难的日子我一定坚持不下来。幸好有了那段魔鬼训练，我现在变成了一个优秀的桨手。专家们总喜欢使用一些听起来让人印象深的词语，他们把这种相信自己能实现目标的信念叫作自我效应，而我却更喜欢自信这个词。

相信自己能实现目标的信念不仅能提高划船技能，还有别的作用。正如我之前所说的，有研究表明，背部疼痛可以通过运动缓解。有时你会感觉这是良药苦口，很痛，但是对自己有益。即使没有背疼也要激励自己坚持运动，这是一种挑战。如果你总是告诉自己一些消极的心理预期"自己永远都不会变好"，你可能永远都不会做一些运动，疼痛也会越来越严重。戒烟也是一样，如果你觉得自己不会成功，那为什么要尝试呢？你要相信你能做到，而且大胆去做！

控制饮食和加强运动能减少一些患疾病的风险，例如糖尿病、心脏病、癌症和肥胖，你如果对自己能控制饮食和加强运动有信心，这种信心其实也能减少你患这些疾病的风险。以糖尿病为例，研究发现，加强锻炼能有效预防糖尿病，还能减轻糖尿病的症状。每天慢跑时间长一点儿、吃更多的青菜、少吃巧克力棒，做这些计划当然很容易，但只有做到才会真的有益。如果你把变得更好作为一个预期的目标，你就更有可能去鼓励自己采取行动。当你把健康计划坚持下来了，你的糖尿病的症状就会得到缓解。

自信是很重要的，因为即使我们明知道它对自己有好处，要改变一个行为习惯也是很困难的。我发现，要说服自己少吃些甜食太难了。在我很小的时候，我就喜欢吃糖果零食，直到现在，我的同事也都知道，不能让蛋糕出现在我视线里，不然它们会全没了。我曾经一度相信，是我的基因导致了我对巧克力蛋糕和甜食的特殊欲望。然而，这种基因并不存在（详见第十三章）。事实上，是我对戒掉甜食的信心帮我戒掉了甜食。除了积极的信念，朋友的鼓励也会有很大的帮助。

别人的相信让你改变了自己

第二章中提到的经典的皮格马利翁实验表明，老师对他觉得有潜力的学生额外关注，这种关注会对这个学生产生客观的有益的影响（详见第一章）。皮格马利翁实验在教育、领导和管理领域被重复做过不止 17 次。总的来说结果都是呈阳性的，看起来在男性中作用更强，而且，当初始期望值较低时，结果会更好。

皮格马利翁效应同样适用于医学领域。在无数相关实验中有一个很具代表性，63 名老年人在 6 所养老院接受了心理和身体上的全面检查，然后他们被随机分为高期望组和中等期望组。研究者私下告诉护士，高期望组的老人会恢复得更快，而且对药物的反应更灵敏。

三个月后，一位不知道他们分组情况的研究者去给他们重新做了一次检查。结果在高期望组中，3/4 的老人检查指标明显好转，他们抑郁程度较低，住院时间较少，精神状态也比中等期望组的人好。不过，他们只有一个指标变差了——他们比中等期望组的患者更依赖护士的帮助。

皮格马利翁效应的作用机理在医学上和在教育上可能差不多。如果医生相信他们开的治疗处方真的对这个患者有益，他们可能就会特殊对待这个患者，与那些服用安慰剂的患者相比，这个患者将得到更多关注。因为医生相信这个患者马上会痊愈，他们可能会给患者更多的鼓励，让患者产生一种积极的心理预期。另一方面，如果医生相信这个患者服用的是"小小的"安慰剂，他们可能会对该患者的治疗效果没信心，从而产生消极的心理预期。

显然，当医生带着个人的偏见或经济上的利益来对待病人时，医生的心理期望会显现在患者的治疗效果上。让我们想象一下，一名医生发明了一种治疗流感的新药，他坚信这个药物的疗效，不仅认为这个药物疗效很好，而且知道如果这个药物真的这么神奇，就会让他一夜暴富。他进行了一项实验，将该药物与安慰剂进行对照，他还负责汇报服用该药物的患者的病情改善情况。

也许有个病人服药后只有一点儿好转，但这个医生可能会说他完全好了。而且对那些服用安慰剂的病人，同样只是有一点儿好转，但是他会说对这个病人没有一点儿效果。为了个人利益，他们可能是故意这样，但在更多的情况下是无意识的，很微妙。我们知道的就是，如果实验者知道明确的分组，实验结果就会产生偏差。

消极的心理预期的负面影响

正如积极的心理预期能产生积极的效果一样，消极的心理预期也会导致负面的影响，已经在医生给小孩打针导致的疼痛程度的研究中得到证实。在进行这项研究时，需要让医生向他们的小患者传递一些信息，部分的小患者将被告知"这个会很疼"，另一部分的小患者将被告知"这个可能会有一点儿疼"。1/3 的孩子在注射过程中，让他们家长转移他们的注意力。

听到医生说"打针会疼"的时候，孩子们更容易哭，因为他们预感到会很痛。如果这时候有妈妈在旁边转移他的注意力，孩子就不会想"打针会疼"，也就不会感觉那么疼了。这个实验说明了为什么医生对病人的消极说法会加重他们的症状。

中国的一个研究组选取了 500 多名接受过子宫切除的患者，比较了不向患者提供信息和向患者提供负面信息的影响。这些患者都有一个静脉输液泵，负责给她们注入止疼药。这是病人自控镇痛（PCA）的泵，患者觉得疼的时候，可以自己加大止疼药的剂量。一半的患者收到的是消极信息，比如"这个 PCA 泵对你太不好了，它的效果都是骗人的"，或者"这个 PCA 泵完全是浪费钱，你为什么要用它呢"，或者直接说"拜托，这个无济于事的，不要相信 PCA 泵"。医生对另一半的患者则不会说这些话。

研究者评估了这些患者的疼痛程度，还询问了他们注入吗啡的剂量。结果表明，接受消极信息的那组患者（由此产生消极预期的患者），感受到的疼痛程度更高，并且比对照组注入的吗啡剂量更多。那些没听到用 PCA 泵不好的病人，平均两天用了 45 毫克吗啡，而那些听到的病人平均用了 72 毫克，增加了 60%。要知道成人的参考量是 5 毫克至 20 毫克，这样平均多了 27 毫克真是个大数目。

有几个系统评价已经证实了消极预期的危害。我写的研究心理预期作用的系统评价中也有这样的实验，看医生告诉病人消极信息之后会发生什么，也是同样的结果。在 2009 年发表的另一篇系统评价中，研究者分析了 69 项治疗偏头痛的药物实验，他们发现 20%的服用安慰剂的患者出现了恶心、腹痛等副作用。但是安慰剂怎么会有副作用呢？最好的解释是，在医学实验中，病人必须事先阅读并签署一份详尽的同意书，告知他们有关治疗可能产生的副作用。告诉他们可能会有恶心、腹疼等副作用，这就给了他们这样的心理预期，可能会导致他们出现这样的症状。在 2012 年的一篇关于系统评价的论文中，研究了 12 项纤维肌痛或肌肉疼痛的随机实验，也得到了类似的结论。他们甚至发现，有些病人必须退出实验，因为他们不想服用安慰剂。我在牛津大学的同事也已经开始更深入地研究安慰剂的作用机理。他发现，对消极结果的心理预期可能会激活大脑内与疼痛感觉相关的机制。

消极的信息还会增加患者的紧张焦虑程度，这也会对健康产生负面影响。安慰剂会由于它的积极信念而产生正面的影响，而消极的心理预期和信念则会产生反安慰剂的效应——这是个学术用语，指的是消极信息所造成的危害。

问题就是，大多数人都有消极思维。那些认为自己很乐观的人，实际上比想象的更悲观。一个研究向人们提出来下列问题。

· 谁会先得心脏病，是你还是你的同事？

· 谁在退休前会赚更多钱，是你还是你的同龄人？

· 谁更可能染上毒品，是你的孩子还是你邻居的孩子？

大多数人会说，他们的同事会先得心脏病，他们自己会在退休前赚更多钱，邻居家的孩子更可能吸毒。基本上，这个实验能说明人们的思维还是积极的。但我们的平均想法注定不可能实现，因为按照统计来说，一定会有一半人比同龄人好，另一半比同龄人差。更有趣的是，尽管我们表现出比我们应该做得更积极，但也有很多消极的想法。很难找到一种方法来测量思想，但是科学家找到了，之后我们就发现其实很多想法都是消极的。

拉杰·洛格纳汗（Raj Raghunathan）医生发表的文章说，2/3 的潜意识都是消极的。洛格纳汗对消极思想的分类进行了深入的研究，最后将它们分为三大类。

1. 与自卑相关的想法（为什么其他学生肯定会考得比我好）。

2. 与爱和认可相关的想法（为什么我是唯一一个不被接受的人）。

3. 与控制欲相关的想法（为什么我的队友从来都不听我的建议）。

我相信所有人都会时不时地发现自己有这种消极的想法，并且知道有些朋友和家人也会这样。实事求是地说，对于一些消极的人来说，生活就是十分糟糕。确实，这个世界有时很让人失望。然而，就像皮格马利翁实验中的那样，老师对学生的积极预期能让他们表现得更好，那消极的思想或预期也会让事情变得比本来更坏。

消极思想的好处就是，它们和信仰体系有关，这个体系不是天生的，而是后天习得的。自卑感是因为社会告诉我们进取和超越别人很重要。这样就导致了无休止的攀比和自卑感，因为总会有人比你更强大、更优秀，但是同样会有人更不如你！

因为有人告诉你，没有"精神伴侣"的生活是没有意义的，所以就会产生和爱相关的消极思想，但这个说法其实是无稽之谈。而控制欲相关的消极想法则来自另一个错误的观点，就是你能控制全世界。我们可以看到，我们之所以有这些消极思想都是因为这些后天习得的观念，那么我们就可以通过自身努力来克服这些消极思想。在我告诉你们怎么克服之前，我还要告诉你那些把自己视为患者保护神的医疗管理者，如何让病人接受自己的消极思想。

不恰当的知情同意书会导致危害

你知道阿司匹林可能产生的副作用吗？根据英国的国民健康服务机构提供的信息，有如下常见副作用：

- 消化不良；

- 胃痛；

- 出血风险增大。

真正的副作用包括：

- 荨麻疹（一种发痒的皮疹）；

- 耳鸣（自觉耳内有声响）；

- 哮喘发作；

- 过敏反应，导致呼吸困难、口唇肿胀和突发皮疹；

- 胃出血，包括吐血；

- 脑出血。

很可怕，不是吗？这也是我们不看这些细则的原因。我们吃了太多的阿司匹林了，数百万的人都在吃，但是他们都没有出现脑出血。看这些多种多样又变幻莫测的副作用会让人很紧张。虽然对一些人来说了解这些很重要，但大多数人可以安心吃阿司匹林，不会出现副作用。而参加临床实验的人则必须阅读这些细则。医生和研究者会告诉他们所有可能的益处和副作用，无论风险有多小都要说，因为他们要让这些参与者签一份完整的知情同意书。有一个系统评价，包括很多研究帕金森病及其治疗的实验，发现5%到10%服用安慰剂的患者，会因为受不了副作用而退出实验。然而，安慰剂不会引发副作用。唯一的原因是他们的消极思想。

即使患者不想知道这些残酷的细则，现在的伦理道德也要求向患者告知所有信息。这很不合理，亟待改变。伊恩·查尔默斯（Iain

Chalmers）爵士是我的同事也是我的朋友，他提出来一个交互式的知情同意书模板，这个模板需要了解患者的需求和希望，就像这样。

早上好，琼斯先生，我是史密斯医生。请坐下来放松一下。你的全科医生可能跟你说过了，因为你的气喘症状看起来没有好转，所以他让我来给你检查一下，看能不能给你一些更有效的治疗。我希望我能治好你的气喘，但是这可能需要几个月的时间，我们可能要定期见面，共同找到一个最适合你的治疗方案。

我需要更了解你的偏好和禁忌，以便更好地为你诊治。这是我们第一次见面，我会先大致跟你说一说要怎么做。每个病人想告诉医生的东西和想知道的东西都不一样。很多病人总觉得医生告诉他们的东西不够，而有的病人却不想知道那些医生认为是病人须知的事情。现在我们互相还不了解，我想让你告诉我，关于你的病情和接下来的治疗，你想知道什么。

如果你觉得关于接下来的治疗你了解得还不充分，就告诉我，我会再详细地给你解释；如果你觉得已经够了，不想再知道更多，也告诉我。这些都取决于你。有什么问题你直接提出来，我绝不会说谎，如果我不知道答案，我尽力去查资料，然后告诉你。这样的话，你能接受吗？

有一个随机实验已经证实，这种知情同意书模板减少了病人对那些少见甚至罕见副作用的恐慌。这些研究表明了消极的信息会对身体健康产生负面的影响。

练习（适用于医生和卫生工作者）：
给病人提供积极信息

有随机实验证明，临床使用这些话，会对患者产生正面影响，尤其能减轻疼痛感。

- （在确定没有严重疾病时）告诉患者："一周左右你就会好起来。"
- 给患者一个能给他们积极信息的小册子："你的痛苦会消失的。""大多数人在四周内会好转。"
- "这种活性药物已被证实对某些类型的疼痛有效，稍后将会通过实验检测其有效性。"
- "给你服用的这个药物是一种公认的强效止痛药。"
- "我认为这对你有用。""我治好了很多人的膝关节疼痛。""我的大多数病人都好了。"
- "PCA 泵在治疗疼痛方面效果很好，尤其是对像你这样做过腹部手术的人。""你决定用 PCA 泵治疗你的术后疼痛很正确。""PCA 泵在消除术后疼痛方面非常有效。"

练习（适用于所有人）：这三件事能帮你把消极思
想转换为积极思想

你可以做你自己的医生，告诉自己上面那些积极信息，而且有研究证明，阅读积极信息（即使医生没有给你提供）能减轻痛感。改变一下你对自己说的话。

举例如下。

· "一周左右我就会好起来。"

· "不到四周我就会感觉好点儿的。"

· "这对我很有用。"

消除消极想法（和上面例子相反的想法）也是很重要的……但很有挑战性。我要是知道一个简单的方法，能让你我远离消极思想，我会毫无保留地告诉你。所以我仅在下面跟你们分享这三个有效的。第二个是基于前面我提到的积极心理练习，是有系统评价做证据支持的。另外两个是我亲身体验过，并获得了效果的。

1. 丢掉所有消极想法。把所有消极的想法都写在一张纸上，然后把它揉成球，使劲扔进垃圾桶里。把这些垃圾丢掉，好像这些消极想法也消失了一样。

2. 自怜信练习。写一封自怜信，通过它你可以更理解自己，你将受益匪浅。你必须选择一个你自己不喜欢或需要批评的方面。它可以是任何东西——外貌、事业，或人际关系。接下来，你可以这么做。

· 详细写下你对这些的感觉。描述这些想法、想象、心情和你联想到的事情。

· 想象有个人真正无条件地爱着你，他可以完全支持你，包容你。他只会看到你的潜能，他只会把你认为"消极"的东西看作成长的机遇。他会真诚地拥抱你，他爱的是你这个人。

· 现在写一封来自这个爱你的人的信。他会说什么呢？他会如何鼓励你成长？把它们写下来，不要担心什么格式，什么语法。

写完之后，把这封信放在旁边。过一段时间再去读它，吸收这些语句，感受一些鼓励、支持、同情和赞美。不管你在生活中遇到什么事，都去读一读这封信。记住，接受自己是做出积极改变的第一步。

3. 咒骂。如果所有的事情都不如意，那就把这些情绪发泄出来，你甚至可以选择爆粗口。有一对夫妻，叫约翰·帕金（John Parkin）和盖亚·波利尼（Gaia Pollini），他们已经练习冥想几十年了，但是还是摆脱不了消极思维。那些方法对他们都不起作用。最后他们被这些大师的建议弄得筋疲力尽，他们说"去他的"。只有这样说，他们才会感到放松和快乐。后来，他们发明了"咒骂疗法"。

如果你不想把钱花在帕金和波利尼在意大利办的咒骂休养院上，可以在 Twitter 上关注 @thefuckitlife，他们会每天在上面更新关于咒骂哲学的内容。下一次当你因为事情不如意而灰心丧气的时候，或者厌恶一种想法时，你可以说"去他的"，把它当作一个有趣的咒语。

第九章

条件反射： 唤醒体内的药房

> 信与不信，不会完全由我们自己掌握。
> 我想象我是皇族后裔，那我将举止优雅、心
> 情愉快。不过，我知道这不是真的，不管我
> 怎么努力想象它都不会是真的，就像我不能
> 控制心脏的跳动一样。
>
> ——史蒂文·温伯格（Steven Weinberg），美
> 国物理学家、诺贝尔奖得主

潜意识里的信念

现在，认识我的人都觉得我很优秀，然而，如前所说，在我的高中时代，没有人愿意和我一队。我曾经很笨，甚至不敢奢望自己能获得某一项体育运动的冠军。我还记得，在我 15 岁的时候，一个星期六的早晨，我在基督教青年会打篮球。那时，我还在故乡加拿大魁北克省的西部，打篮球的时候通常是一个人盯住对方的一个人，防止他进球或逃脱。我当时篮球打得特别烂，我盯的那个人能够轻易地把我甩掉，而他都不用管我在做什么，因为他要盯住的人是我们队里的主力贾斯汀（Justin），他是个很善良的人，因为同情我，所以把我招进了他

的队里。

当时，没有人会把我放在眼里，以至于有时我拿到了球，对方也不会来拦。然而，就算我投的是个空篮，我也会紧张得投不进去。我不明白我怎么会这么笨、这么紧张，我觉得这可能跟我高中时的第一位体育老师有关。

我刚升入高中时，就决定要去竞选篮球队队员。我认为自己的优势是长得确实很高，而且在当时来说，打篮球是一项很酷的运动。参加篮球队还能避免我被欺负，因为篮球队队员总是欺负别人。进组测试时，教练让我做一个投篮。投篮需要先跑两步，然后跳起来，自信地上篮，扣篮得分。当时，我实在是太紧张了，以至于表现得过了头，却没有把球投进去，甚至连网都没能碰到。

"你没投进去。"他说。

"我能再试一次吗？"

"不能。"他说。

"就一次，可以吗？"

"我教不了你，你太笨了。"

在旁边等待测试的孩子都笑话我。我走了出去，再也没有参加测试。对这位权威人士来说，这就是件很小的事儿，但这件事让我对自己形成了"体育不行"的自我认知。

后来，我遇到了让我去划船的教练，这个教练与那个篮球教练正好相反。我学习划船时，有三个人一直支持我，他们是斯科特·阿姆斯特朗（Scott Armstrong）、拉里·格拉克曼（Larry Gluckman）和杜桑·科瓦切维奇（Dusan Kovacevic）。在他们的帮助下，我成了优秀的桨手。几年后，我又回到了当年打篮球的西山基督教青年会（Westmount

YMCA），我还会和那些当时不想和我一队的人一起打篮球。

我已经很长时间没有打篮球了，但是那些人却常年坚持每周打几次篮球。打篮球需要的是肌肉的爆发力，而划船需要的是手眼协调，对肌肉耐力的要求极高。因此，尽管划船之后我的身体变得比以前好了，但我还是应该打不好篮球的。但事实上，我那天篮球打得还不错。这是怎么回事呢？我没有做过随机实验来研究，所以，我只能告诉你我的感觉。过去，我总是过度焦虑紧张，影响了我发挥，让我在运动中患得患失，最终失败；而现在，我在参加任何体育竞赛的时候都十分自信。斯科特和其他教练的帮助，使我一进入竞赛中就会条件反射地进入自信的状态。

条件反射也有治疗作用。最好的证据就是非盲的安慰剂。

非盲安慰剂

我曾经不止一次说过，即使患者知道自己服用的是安慰剂，安慰剂也会产生疗效。这看起来像是迷信，因为在这种情况下，安慰剂就被认为是一种精神力量。如果我们不相信它们是（或可能是）真的，它们怎么起作用呢？现在，我们终于可以解开这个谜题了。

在我知道的第一个非盲安慰剂（患者知道自己服用的是安慰剂）实验里，李·帕克（Lee Park）和伍诺·科威（Uno Covi）两位医生，给 15 个神经过敏的患者服用了非盲安慰剂。他们把安慰剂给患者，告诉他们："有很多像你们这样的患者，吃了这种药片之后感觉都很好，这种药片在别的地方可能就叫糖块，但是我们觉得这种所谓的糖块也会对你有所帮助。"于是，患者即使知道那只是安慰剂，还是服用了，而且很多人服用之后也感觉"相当的好"。但是，正因为患者知道自己服用的是安慰剂，所以在他们的潜意识中，就不会认为自己能够康复。如果他们对康复没有心理预期，那么是什么使他们康复的呢？

答案是，他们在一定程度上确实也会有心理预期。究其原因，共有两点：第一，医生在给他们安慰剂的时候也给了他们积极的信息；第二，他们服用安慰剂产生了效果之后，他们就会认为，医生在骗他们，他们服用的是真药。其实，帕克和科威的研究很简单，甚至都没有对照组。

最近，很多高质量的研究也证明了非盲安慰剂的效果。就如我在第四章提到的，哈佛大学的托德·凯普查克教授选取了 80 个患有严重肠易激综合征的患者，将他们随机分为两组，一组给予非盲安慰剂治疗，另一组不进行治疗。几周之后，凯普查克的团队采用常用的 IBS 全球改善量表问卷，评估了他们在实验期间产生的变化。在比较了两组的问卷评分后，发现实验组比对照组的改善程度高15%。

我做过一个关于非盲安慰剂的系统评价，找到了 5 个相关实验（260 个被试者）。这些实验研究的是非盲安慰剂对肠易激综合征、抑郁症、过敏性鼻炎、背痛，以及注意缺陷多动障碍的治疗效果。这些实验结果表明，非盲安慰剂的疗效都是阳性的，和凯普查克的实验结果相差不多。这些实验存在的一个问题是，无法对病人采用盲法，因为他们被随机分到安慰剂组和无治疗组，肯定知道自己被分到了哪个组。即使存在着这个问题，这些实验的结果仍一致地说明了非盲安慰剂的疗效是真实存在的。

非盲安慰剂的作用机理

非盲安慰剂发挥作用主要通过两个途径。

第一，它经常被认为是一种积极的建议。医生告诉患者这些药片是安慰剂，但是同时也会说"安慰剂对很多你这类病人的病情都会起到重大的改善作用"。这种积极的建议会引导病人产生积极的心理预期，激发大脑内的奖赏系统，有助于身体内产生镇痛的内啡肽。

第二，身体的条件反射在非盲安慰剂的起效过程中也有一定的作用。在我们对治疗医生产生足够的信任后，我们就会条件反射地产生一种对积极结果的预期，这个预期本身就有治疗作用，能对我们的免疫系统产生影响。

人的免疫系统和巴甫洛夫的狗有什么共同点

19世纪末，俄罗斯心理学家伊万·巴甫洛夫让条件反射理论闻名于世。巴甫洛夫在喂狗之前总是先摇几下铃铛。这样重复几次之后，再改变这个程序。不再是先摇铃再喂食，而是只摇铃。这个时候，这些狗已经形成听到铃声就吃饭的条件反射。所以即使没有食物，它们仅仅听到铃声也会开始分泌唾液。还有几百个相关的研究，动物的、人的，甚至是细胞的，最后都证明了巴甫洛夫的条件反射理论的正确性。条件反射很可能是我们史前的祖先，甚至是地球上最早的单细胞生物学习东西的机制。

很多人不知道，其实免疫系统也会受到条件反射的影响。最早发现这个原理的，是一个叫约翰·诺兰·麦肯齐（John Noland MacKenzie）的美国研究者。1895 年，他发现他的一个 32 岁的女性哮喘患者，一到夏天症状就会变得更加严重，尤其是接触花粉之后。玫瑰花就像是她最可怕的敌人，只要一碰到就会产生眼睛发红、发痒，鼻塞，打喷嚏，甚至发烧等症状。在那个夏天，她除了 8 月份因为刚生完孩子不能出门之外，一直都饱受折磨。

她试过很多种治疗方法都没成功，甚至还有些骗人的方法。因此，她只有用可卡因才可以缓解半个小时。那时候，可卡因被广泛用于医疗和娱乐方面。很多年前，她做过一次火疗，就是用一根烧红的针灼伤她的鼻子里面，之后的几个星期内，她好像好了一些。后来，她想让麦肯齐医生再给她做一次火疗，麦肯齐医生让她想想上次她做的时候有多疼，希望她再考虑一下。不过，她说为了控制病情，忍受这些疼痛都是值得的。

麦肯齐医生最终同意了再次给她做火疗。然而，麦肯齐医生不相信她的症状是由玫瑰花粉引发的，所以他打算和她开个玩笑。他做了一朵假花，把它藏在办公室里。这个患者几周后回来的时候，她说她的感觉很好。前些日子她还尝试戴了些玫瑰花，但是她还是有些反应，所以就再也没碰过玫瑰花。麦肯尼医生为她清理了鼻腔子里已经脱落的火疗后留下的结痂，还给她仔细检查了一遍。她没有任何过敏症状，咽喉和鼻子都很正常。

在麦肯齐医生确定她已经完全康复之后，他就把那朵藏着的假玫瑰花拿了出来。这个患者一看见这朵假玫瑰花就开始打喷嚏，鼻子和眼睛发痒，连说话声音都嘶哑了，她甚至说自己呼吸困难。医生给她检查的时候，也发现她的咽喉已经变红了。她的右侧鼻腔完全被堵死了。他告诉这个患者，那朵玫瑰花是假的，但直到她亲自检查过那朵花之后，才相信。知道那是朵假花，她很高兴，因为这说明她的症状只是"心理作用"。几天后她又来了一次，麦肯齐医生在她鼻子里放了大量真正玫瑰花制成的香料，但是她没有出现任何过敏反应。这个患者对假花产生的过敏反应证明了条件反射的作用。

不过，条件反射的作用机制是什么呢？过敏是一种免疫疾病，就是患者产生了过度的免疫反应。流鼻涕和流眼泪是为了能更好地清除有害的细菌和病毒。鼻黏膜和咽喉红肿这种炎症反应，是由血管扩张引起的，这样更多的免疫细胞就可以到达受损部位。但有时免疫系统也会出错，在碰到一些东西的时候（例如花粉），不管它是否有害，就轻易就动用这些防御手段。麦肯齐医生的这个患者不知为什么在看见玫瑰或其他花之后就产生了免疫反应条件反射，就像巴布洛夫的狗听到铃声，就形成了分泌唾液的条件反射一样。麦肯齐医生的故事是革命性的，因为它表明了免疫系统也可以通过条件反射激活。

许多动物实验后来证实了麦肯齐医生的发现。1975 年，美国研究者罗伯特·阿德（Robert Ader）和尼古拉斯·科恩（Nicholas Cohen）做了一项小鼠实验。他们把小鼠分为几个不同的组，给一些组里的小鼠喂一种有香味的饮料，里面有糖精和一种名为环磷酰胺的免疫抑制剂。

喝了几天这种饮料之后，阿德和科恩把饮料里的环磷酰胺去掉，只加糖精。他们发现，这个糖水对小鼠免疫系统的抑制作用和加了环磷酰胺时一样。这是因为小鼠在尝到糖精的味道后，已经习惯性了抑制自身的免疫系统反应。这一结果在其他动物身上也得到了验证。

研究者也已经证实，人的免疫系统也可以形成条件反射。2002 年，马里恩·戈贝尔（Marion Goebel）医生和他的德国同事给 34 名健康的男性志愿者服用了三天环孢素 A 胶囊，12 个小时一次。环孢素 A 是器官移植患者用来抑制免疫反应的药物。如果一个人移植了捐献者的器官，他的身体就会自动认为移植的器官是外来的入侵物，从而命令免疫系统攻击它。因此，医生会给患者用药来抑制机体的免疫系统，直到机体适应了新的移植器官，不再攻击它。

戈贝尔把环孢素 A 混在一种草莓薰衣草味的牛奶里。他们特意选了一种很奇怪的味道，以免这些志愿者以前喝过。这个想法是让这些志愿者的身体把这奇怪的味道和抑制免疫反应联系起来。第二步，继续给他们服用这种怪味的牛奶，但是这次没有加环孢素 A。在整个实验过程中，戈贝尔医生的团队监测了白细胞介素 -2 和白细胞等免疫系统细胞的数量水平。他们发现，即使把环孢素 A 从他们的牛奶中去除，志愿者的免疫系统仍然会受到抑制。

几年后，意大利的露婀娜·科洛卡（Luana Colloca）证明了疼痛感也可以是条件反射。在她的实验中，46 位健康的志愿者产生了一种或四种条件反射。在实验中，闪绿灯后给脚踝一个没有痛感的轻微刺激，闪黄灯后给一个轻度的疼痛刺激，闪红灯后给予剧烈的疼痛刺激。等这些志愿者习惯了不同灯光对应不同的疼痛等级后，科洛卡把这些做了调换——不管什么颜色的灯光都给予无痛感的轻微刺激。

然而，这次志愿者的感觉各不相同了：红灯亮后，他们感到剧烈的疼痛；绿灯亮后，他们只有轻微的感觉。因为他们已经习惯红灯后是剧烈疼痛，绿灯后是轻微刺激。

这些条件反射的研究揭示了非盲安慰剂的可能的作用机理。你去看医生的时候，导诊员会先让你等着医生。要等到医生有空的时候，才能给你看病，因为他们必须在医学院努力学习好几年才能成为一名医生，绝对值得你的等待。当你进到医生的诊室里，你会发现那里十分整洁，还摆着各种诊疗所需的医疗工具。医生穿着白大褂，脖子上挂着一个听诊器。他给你开了点儿口服药或一些静脉注射剂，用了之后，你很快就康复了。

下次当你再感觉不舒服的时候，上面的流程就会再次重复。有时这些治疗确实会让你感觉更好，但有时则只是心理作用。你的病情是否真的好转了并不重要，重要的是，你渐渐把看医生和病情好转联系起来，形成了一种条件反射，就像巴甫洛夫的狗，形成听到铃声就要吃饭的条件反射。

如果你连续几次看过医生后病情就会好转，那么仅仅看医生就能让你感到放松，还会激活你的免疫系统，不用服药也能让你恢复健康，还能促使机体产生多巴胺。我刚接触到条件反射的时候，我分不清条件反射和心理预期，现在我跟别人说这个的时候，他们都会要求我解释一下这两者之间的区别。

这区别没什么重要的

有时候，学者们做一件小事就能赚到一大笔报酬。例如，分析心理预期（见上一章）和条件反射（见这一章）之间的差异，这样的文章每年都会发表数十篇。事实上，两者之间的区别很简单。共同点是，期望好的事情会发生。

当人们有意识地期待一个积极的结果时心理期望就会发生，例如，如果你信任的医生告诉你，你服用的药物很有效，你的病很快就会痊愈。这种想法有助于你的病情，因为对好事的期待能激活大脑的相应部位，诱导机体产生药物（例如多巴胺）。

相反，条件反射发生在人们无意识地期望一个积极的结果时。看了医生好多次后，你的身体就会习惯于期待积极的结果，甚至在医生还没来得及说什么或采取措施之前，你的身体就已经有了反应。当然，安慰剂的疗效还取决于安慰剂的类型，人们个体的差异和疾病的情况，但无论是心理预期还是条件反射，都在其中起到了十分重要的作用。而且这两者通常都是协同作用。

练习：奖励和修复自己

我的高中篮球教练给我的心理阴影之前已经说过了，再加上这章说的露婀娜·科洛卡的红灯实验，都说明了条件反射不仅会产生积极作用，还会产生消极作用。因为条件反射是一个无意识的过程，所以我们很难去控制它。潜意识的想法通常是隐藏的，很难被我们意识到，更不用说改变它了。像安东尼·罗宾这样的励志大师会说"我们能很快改变潜意识的思考模式"，这也不无道理。要把那些新的积极的想法渗透到心里，成为我们的一部分，通常是需要耐心和毅力的。下面是我用过的一些方法，可能会对你有所帮助。

成功的时候，给自己一些奖励。无论什么时候，只要你做了一些好事，就给自己一点儿奖励。最好立刻给自己奖励，因为这样才能让你自己更明确地理解好事和奖励之间的联系。下面是我给自己的一些奖励。

成就	主题描述	奖励机制
大的	发表学术论文	周末放假
	这本书的内容写完三章	
中等的	提交论文	按摩
	发表了一篇博客或新闻	
	粉丝增加 1000 个	
小的	完成一篇论文的草稿或这本书写完一章	增加健身时长

　　做这个练习，重要的是不要去选那些你没办法控制的事。如果太阳升起你都要给自己奖励，那就没有意义了，因为你无法控制天气。同理，不要选一个很大的梦想（即使你的梦想确实很大），把这个大梦想分解成几个具体的步骤。如果你不是田径运动员，而你的目标是赢得奥运会的 100 米赛跑金牌，那你要在实现它的过程中，制定一些小目标，给自己一些小奖励。例如，"我要参加一个田径俱乐部，每周去跑三次。"你平时做出一些小改变时，你可以经常给自己一些个人奖励。

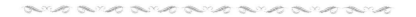

第四部分

个人健康取决于人际关系

你不能为自己而活；一千条纤维把你们和你们的同伴连在一起，沿着这些纤维，像情感的线一样，你们的行为会作为因，变成结果回应到自己身上。

——亨利·梅尔维尔（Henry Melville）牧师，圣保罗大教堂教士

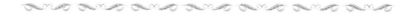

我们的心理和身体的健康有着千丝万缕的联系，但我们的个人健康和人际关系更加密切，我们不能将自身的健康和人际关系分割开来。1948 年，国际卫生组织（WHO）将健康定义为"健康是一种生理、心理和社会适应都至臻完美的状态，而不仅仅是一种没有疾病和虚弱的状态"。这个定义从一出现就备受争议，有人称赞它是革命性的，有人说它模糊不清，不可能实现——谁会像这个定义一样完全健康呢？

在过去的几十年中，无数的证据表明，拥有知心的朋友、美满的家庭和健康的社会生活的人，平均比其他人多活 5 年。这对我们同样适用。苏珊·平克（Susan Pinker）在她的畅销书《村庄效应》（*The Village Effect*）中指出，被孤立的人生病后需要更长时间才能恢复，他们会感到更大的压力，更容易得心脏病，生病时更容易有并发症，还更容易得癌症。

她警告说，网络文化将我们与他人隔离，这会威胁到我们的健康，对我们产生危害。我们的个人健康和人际关系之间的联系并不那么简单，新的研究表明，当我们去帮助别人时，我们会变得更健康。这也适用于医疗保健关系，我做过一个系统评价，发现如果给医生足够的时间去表达他们的同情心，那么他们对病人痛苦的治疗效果和特效药差不多。我将在接下来的章节中更详细地讨论这个问题——医生是治病的良方。

医生是治病的良方

史蒂芬·马图林（Stephen Maturin）用的药物在味道、气味和外形上比其他药物都令人厌恶，但效果显著；他发现原因就是——服药时，那些坚强的病人的全身心都知道他们正在接受治疗。

——帕特里克·奥布莱恩（Patrick O'Brian），
英国小说家

奎萨里德的故事

100 年前，在现在的意大利温哥华岛，有一个名叫麦修格力（Maxugalis）的男孩。他对萨满教的法术很感兴趣，因为他认为法术都是假的，企图向村民们揭露萨满教的骗术。但他不知道那些法术是怎么起作用的。

于是，他开始结交那些萨满法师，并问能不能成为萨满教的一员。最后，终于有一个法师答应了。一天，有一个人来找这个法师，他患有重度躁狂症。法师让这个病人躺下，然后好像从他的肾里把一个恶魔吸到了他嘴里，又吐出一堆血淋淋的东西。

161

经过麦修格力的仔细观察，他发现萨满法师在嘴唇和牙龈之间藏了一些浸满血的鹰毛，这些羽毛沾了血后紧紧地粘在他的牙龈上。这就是他后来吐出来的东西。不过，即使这只是个骗局，这个患者还是奇迹般地好了起来，这也激起了麦修格力的好奇心。

有了这些骗局的证据，麦修格力准备揭露这些萨满法师的真面目，但他想在学完之后再揭露他们。后来，隔壁村村长的孙子病得很重，让他过去治疗。到了之后，村长看着他说："我梦想着你就是我们的救世主。"他很惊讶，一个村长怎么会把这骗人的萨满法师当作救世主？但他还是给村长的孙子做了鹰毛的那个法术，然后他震惊地发现，村长孙子的病竟然好了。村长特别高兴，给麦修格力施以膏油①，还给了他一个全新的强大的萨满名字"奎萨里德"。

奎萨里德不相信自己做的是真正的治疗，但是他眼看着这些法术治好了一个又一个病人。很快他就变成了当地最成功也是最著名的萨满法师之一。人类学家克洛德·列维 - 施特劳斯（Claude Lévi-Strauss）说："奎萨里德不是一个好的萨满法师，因为他治愈了他的患者；但他能治愈他的患者，是因为他是一个好的法师。"简而言之，病人好转是因为他们相信奎萨里德的力量。

没有药物医生能做什么

在现代医学出现之前，医生会用很多治疗方法，包括放血法、水

① 这是一种表达神圣和尊敬的方式。——译者注

蛭吸血法和泻法，它们不仅是无效还经常给人体带来危害。面对很多疾病，医生们是束手无策的，所以他们只能更加关心和同情患者。这就是现在所谓的"临床态度"。

医生还会鼓励病人通过体育锻炼和避免暴饮暴食来预防疾病。这个说法远在古希腊就已经存在了，那时人们就发现大部分的疾病都是由于缺乏锻炼和暴饮暴食。希波克拉底甚至声明，吃得太多导致的疾病比节食还多。

现代医学出现后，医疗界发生了翻天覆地的变化。现在我们有很多强大的治疗方法，麻醉药可以让你晕倒，肾上腺素能起死回生，手术能修复受损的心脏，抗生素能对抗致命的败血症。与这些非凡治疗方法相比，奎萨里德的那些手法和临床态度似乎太原始了，还花不了多少钱。

人们大多不知道对病人表达同情会对他们的健康有益，这不奇怪。毕竟，那些昂贵的药物和医疗设备有药厂和供应商在积极地推广，通过诱人的广告、市场营销和公共关系的运作才变得人尽皆知。细心地聆听、善意的行为，还有安慰和亲切的话语都不可能成为专利。而且直到现在，人们还是没有方法能把这些东西量化，所以也很难预测它们的经济价值。

所有这一切都意味着，在今天只注重指标和文书的系统中，医生对病人的关心所起到的作用被掩盖了，没有人想到医生本身的治疗作用。例如，在英国一般的医生最多给每个病人 10 分钟的时间，这引起了很多病人的不满。我做了一项研究，观察病人对他们接触的那些医疗工作者（医生、护士或技师）有多亲切，结果差异特别大。我们的研究包括 64 个实验，总共有约 5000 名患者参与，他们来自 13 个不同的国家，包括英国、澳大利亚、美国、法国、德国和中国。我们发现，女性工作者比男性工作者更亲切，澳大利亚、美国和英国的工作者比德国和中国等国的工作者更让人感到亲切。而且，这种对病人感同身受的关心照顾还没有在国际上得到广泛的重视和应用，这种状况亟待改变。

在没有这种亲切态度的情况下，受苦的不仅是患者，还有医生。如果医生和病人沟通得很好，病人就不会有那么多抱怨（这个方法能解决让每个人都头疼的这个问题）。最近还有新的证据表明，对患者态度亲切的医生更不容易感到疲惫，甚至会更健康。当今社会，医生本身的治疗作用越来越被忽略，人们更多地把医生当作配药师。对于这种情况，医疗管理者当然乐见其成。根据英国医学协会的规定，一个全科医生每天要接诊 60 个病人。医生还要每天上报他们给患者做的检查和治疗，以便管理者确认医生开的检查和治疗都在合理范围内。

在这样的工作环境下，难怪医生的辞职率高得令人担忧，还有很多医学生背弃了他们的誓言——要么出国了，要么去了咨询公司，都放弃了医生的工作。如果医生能像奎萨里德那样充分发挥本身的治疗作用，他们和患者相处的时间就会和他们对患者进行的那些检查和治疗一样重要。事实上，最近已经有证据表明，对一些常见疾病来说，医生这种原始的临床态度，对疾病的疗效和药物一样好。

医生的关注能治疗肠易激综合征

哈佛大学的特德·卡普特查克（Ted Kaptchuk）教授和他的团队

研究了医生本身对肠易激综合征患者的治疗作用。他把这些被试者分成两部分：一部分和医生进行基本的交流，每个人不超 5 分钟；另一部分每个人能和医生交谈 45 分钟。在这么长时间的谈话中，医生详细地询问了患者的症状，以及人际关系和生活方式对他们的病情的影响。要求医生要对患者很亲切，增加一些肢体语言，还要说一些表示理解的话，例如，"我知道肠易激综合征肯定让你特别痛苦"。在摸脉或思考治疗方案的时候，医生还要停顿 20 秒以便能安静地思考。

三周后，他们评估了两组患者的症状。谈话 45 分钟的患者症状减轻程度比只谈 5 分钟的高 20%。同类型的研究有很多。包括我做的一系列评价，还有其他几十个研究，都证实了医疗工作者的亲切态度能治愈一些像疼痛和焦虑这样的常见疾病。

当医生是治疗的唯一

苏格兰医生以及随机对照实验的先驱阿奇·科克伦（Archie Cochrane）医生，向我们讲述了第二次世界大战期间他在战俘集中营当医生的经历。

一天深夜，德国人把一个年轻的苏联囚犯扔在我的病房里。病房里挤满了人，而他生命垂危，还不停地呻吟。我不想吵醒其他病人，于是把他安置在我的房间里。我为他做了检查，发现他双肺有明显的空洞音和严重的胸膜摩擦音。我认为是胸膜的炎性渗出让他疼得呻吟。我没有吗啡，只有阿司匹林，但是阿司匹林不是治他的病的。我十分绝望，当时我几乎不懂俄语，病房里也没有人懂俄语。最后，我只能本能地坐在床上，把他抱在怀里，他几乎立刻停止了呻吟。几个小时后，他平静地死在我的怀里。让他呻吟的不是胸膜炎，而是孤独。这是临终关怀的很好的教育素材。因为当初的判断失误，我感到十分愧疚，这件事也一直是我的秘密。

在科克伦的故事里，真相很残酷，但是我们要想到，如果当时他有吗啡，他就会给这个患者用吗？吗啡可能会让患者停止呻吟，但那不是患者想要的。

我的同事凯伦·奎恩（化名）告诉过我一个故事，看起来很有戏剧性，但又很常见。故事是三个牛津的医学生被派去接诊一个女患者，让我们暂时叫她简（化名），主诉是中度的肩部疼痛，经过 20 分钟的问诊和讨论，他们写了 7 页的病历，给出了要用的 3 种药物，其中还包括一种强效的类固醇注射剂 [1]。凯伦检查了他们写的病历，没有发现任何问题，他们完美地遵照指南在治病。但是直觉告诉她，这个病人还有其他问题。于是，她亲自去看了病人，很温柔地问了下她的家人好不好。这个患者当时眼泪就流了下来，然后说了她女儿最近的不幸遭遇。简需要的不仅是药物，还有亲切的关怀。

对于临终患者，姑息治疗和积极治疗哪个更好

美国外科医生、作家阿图·葛文德（Atul Gawande）在他的著

---

[1] 一种激素。——译者注

第十章
医生是治病的良方

作《最好的告别》(*Being Mortal*)中，讲述了一个关于他在实习期间遇到的一个男性病人的故事。这个病人叫约瑟夫·拉扎罗夫（Joseph Lazaroff），是一位市长，他的妻子几年前死于肺癌。他当时 60 岁，前列腺癌广泛转移了，已经药石无医了。他的体重只有 23 公斤，腹部、阴部和下肢严重水肿，右下肢完全瘫痪，还大便失禁。葛文德当时作为神经外科的实习医生，发现他的病情更严重，癌细胞已经扩散到脊柱，压迫了他的脊髓。

虽然他的癌症已经无法痊愈，但是医生们仍然希望他接受放疗。放疗过后，情况并没有缓解。于是，他的神经外科的主治大夫给了他两个选择：姑息治疗① 或手术切除脊髓肿物。他选择了手术。葛文德的工作就是，向他解释手术的风险并让他签手术同意书。

葛文德当时刚刚毕业，没有经验。这个手术是有创的，十分危险，当他考虑如何向病人解释这个手术的风险时，他紧张得直流汗。最好的结果就是手术能切除肿物，阻止它对脊髓的进一步损害。但是不能完全治好他，甚至连他的瘫痪都不能恢复。而且不管他们怎么做，拉扎罗夫最多还有几个月的生命。更不幸的是，这个手术很危险。会打开胸腔、移开肋骨、穿过一侧的肺才能接触到脊髓，切除肿物。他可能会失血过多，这很难恢复，因为他太虚弱了。他还极可能发生更多的肢体瘫痪、卒中，甚至死亡等严重的并发症。医生把这些危险都很明确地告诉他了，但是他仍然坚持要做手术。葛文德看到他的时候，他面色发黑，瘦骨嶙峋。但葛文德关心的仅是手术同意书的事，葛文

---

① 姑息治疗针对的是此前所患疾病已经治疗无效的患者，对他们采取积极的、全面的医疗照顾措施。控制疼痛及其他症状，并对心理的、社会的和精神的问题予以重视。——译者注

德再次跟他说了手术风险，但他依旧坚持。

"你们不要放弃我，"他说，"我只能选择你们。"

医生给他做了 9 个小时的手术。医生用丙烯酸黏合剂重新修复了脊髓。脊髓的压迫去除了，所以手术算是"成功"的，这是故事里唯一的好消息。在重症监护室，他的呼吸衰竭、感染和出血情况变得更加严重。几天后，医生最终宣告了他病危。两周后，他的儿子要求医生停止他的生命支持，拉扎罗夫从此离开了。

葛文德认为拉扎罗夫的选择是错误的，因为手术不能减轻他的症状，一点儿也不能让他像以前那样生活。葛文德说："拉扎罗夫冒着会承受漫长的痛苦和可怕的死亡的风险，去追逐一个幻想，最后得到的终是失望。"

很遗憾，拉扎罗夫的故事没有出现奇迹。这让我想起了我的母亲。当我陪母亲去医院的时候，她的癌症已经出现了乳腺、肺部和骨转移，医生告诉她说，不出意外她还能活几年，这很好。事实上，我们不停地去做检查只是为了完成传统意义上的良好照顾。有时她去看一次医生需要等 8 ~ 10 个小时。经过了头部放疗，吃了不计其数的药物，她最后还是卧床不起了。幸运的是，她知道自己的身体状况，并选择放弃手术治疗。最后在家人的陪伴下，她在家中安详地离去了。

人们得了重病之后，最悲哀的真相通常就是无药可医。所以和他们交流的时候，亲切的态度很重要，它能帮他们做出艰难的决定，然后在他们生命的最后几个星期或几个月里，给他们无微不至的照顾。事实却不是如此，葛文德看到的是医疗工作者痴迷于给病人进行风险很大的治疗，例如多次的化疗、有创的手术，还有各种插管治疗。这些治疗很少能延长他们的生命，还降低了他们的生存质量，那可能是他们生命的最后几个月。人们在离世时，本应该是躺在家里，身边有爱他的人陪伴，但很多人是在医院离开人世，身上插满了管子，连着各种机器，过度的治疗让他意识不清，到最后也不知道发生了什么。

老实说，约瑟夫·拉扎罗夫和我母亲必须要做出的决定一点儿也不简单。对我们来说，讨论加快死亡进度都是件很难想象的事，但是我们能做得更好。还有另一种不是很严肃的方法——临终关怀。传统上的临终关怀医院是罗马天主教的一个机构，负责为那些生病的、受伤的，或生命垂危的人，还有旅行者和朝圣者提供医疗护理，所以那里叫临终关怀医院。这是一个人们患上不治之症、命不久矣的时候去的地方。临终关怀医院会提供 24 小时专业护理和营养支持。人们也能在家里享受临终关怀，护士会定期去巡视，他们的电话会随时保持畅通，以便患者召唤他们。这种护理模式更注重治疗患者的疼痛、疲劳和呼吸障碍等症状，并为患者创造一种温暖、友好的环境。它追求最大限度地满足患者意愿，为他们提供相关资讯和情感支持。

当拉扎罗夫说"不要放弃我"的时候，很明显他不想接受临终关怀。然而，葛文德认为没有人真诚地建议他考虑这个选项，是因为没有人有足够的经验和准备去和他进行这个艰难的谈话。像苏珊·布洛克（Susan Block）这样的姑息治疗医生很擅长和患者进行临终谈话。布洛克会问那些重病的患者下列问题。

- 你对你的疾病了解多少？你知道它可能对你有什么影响吗？
- 你对未来有什么担忧？
- 你愿意做出什么样的权衡取舍？
- 如果你的健康状况恶化，你想如何度过接下来的时间？
- 如果你自己不能做决定，你想谁替你做决定？

这些问题都不是容易的，因为涉及实际存在的不治之症，这些问题就变得特别困难。患者临终时，与患者或他们的家属谈话时所需要的技巧难度，并不比做一台复杂的外科手术低。

那么，为什么像拉扎罗夫和我母亲这样的患者没有选择临终关怀呢？除了因为有些患者已经有很强的求生欲，什么都愿意尝试，还因为临终关怀作为一种职业，并不像外科、肿瘤科、重症监护科那样吸引人，所以现在临终关怀医生越来越少。另一个原因是，承认他们将要去世，就意味着我们已经放弃了这个病人。幸好保险公司正在推行更多的临终关怀，虽然他们的出发点不是为了患者着想。5% 的人在他们生命最后一年就花掉了临终关怀资金的 25%。

一家名为安泰的保险公司表示，他们在人们生命的最后几个月花了太多的钱，现在他们正在寻找降低这些成本的方法。他们资助了一个实验，给参与实验的 151 个患者提供两种选择：要么像拉扎罗夫一样继续常规的治疗；要么选择临终关怀。不管他们选择哪个，安泰都会为他们买单。因为很多人像拉扎罗夫一样不喜欢被放弃的感觉，所以安泰承诺，选择临终关怀的人也能继续他们想要的任何治疗。有了这个承诺，还有安泰支付全部的费用，这样患者选择临终关怀也不会有什么损失。

结果就是，在经历了临终关怀医生和病人之间的艰难对话之后，患者对各种选择都有了充分的了解，很多人选择了临终关怀。我开始看到这篇文章的时候，我认为这些选择临终关怀的人在生命最后会有更好的生活质量，但生存时间会变短。然而，我错了。

在选择临终关怀的人中，有一半的人最终住进了急救室，只有差不多 1/3 的人进了重症监护室，而且整体花销减少了 1/4。他们也能平静地为最后的离开做准备，最后去一次他们最喜欢的地方，和他们的孙子或孙女做最后的告别。这些事情按照常规的治疗是没办法实现的，因为他们会待在重症监护室里，直到生命的结束。

安泰的研究不是唯一的。在另一项研究中，癌症晚期患者和姑息治疗的医生讨论他们的临终目标，就是降低接受心肺复苏、使用呼吸机和进入重症监护室的概率。他们中的大多数都进入了临终关怀医院。在这里，他们承受的痛苦更少，身体上更自由，还能经常和家人见面。而且从他们接受临终谈话开始，他们的生存时间比没选择临终关怀的人要长 25%。

我祖母生病的时候，我曾亲眼见证了姑息治疗的效果。当时我祖母患上了很严重的消化系统疾病，从肠子上切除了大块的组织。她每天要吃 20 多片药，在医院里卧床不起。她没有食欲，不能吃东西，只能通过胃管来摄入食物。她本来就是个瘦小的女人，但仅仅几个月内，她就变得骨瘦如柴了。

她是个很骄傲的人，她讨厌人们从胃管里给她喂饭，讨厌医生给她打针，更讨厌在她还没化妆的时候就来给她打针。

看着她这么痛苦，她的 4 个孩子询问了医生，决定告诉她的主治大夫是时候停用这些用来维持她生命的药物和管子了。他们相信对她最好的方式就是带她回家，让她安静体面地过完最后的时光。如果代价是祖母会去世，他们早就已经做好思想准备。医生试图从其他方面来劝他们，说如果放弃治疗祖母活不过几个星期。医生说："全力治疗的话，她还能至少活两个月。"但是她的孩子知道她讨厌待在医院，我的父亲也特别固执，所以他没管医生的建议，把祖母带回了家。

他们雇了临终护理的护士来照顾她最后的几星期。但两个月过去了，她不仅没有离开，反而还重了20磅，也会想吃各种各样的食物（尤其是麦当劳的）。她和那个护士成了很亲密的朋友，生活质量比在医院的时候好多了，两年后才离开了我们。对我的祖母、拉扎罗夫和其他很多人来说，临终关怀通常能提高他们的生活质量、延长生存时间，而且花销更少。为了让临终关怀成为一个可行的选择，我们需要更多的像苏珊·布洛克这样的医生，他们就像外科医生擅长用手术刀一样，擅长和患者进行临终选择的谈话。

现实却总是让人失望，葛文德说，姑息治疗作为一个学科，目前看起来正在衰落，医生们更愿意选择收入更高、名望更大的学科。即使在没有有效的治疗方法或根本没有治疗方法的情况下，医疗领域依旧把精力都放在了疾病的治疗和治愈方法上，不改变人们对财富和名望的追求，这个问题还会一直存在。葛文德总结说："换句话说，我们在医疗上做出的决定失败得如此惊人，我们做的是积极地伤害患者，而不是处理死亡的问题。"

一个临终护理护士除了能把病人们从无尽的治疗中解脱出来，还对我祖母有什么帮助呢？科克伦的拥抱是通过什么让俄国士兵停止呻吟的？奎恩医生贴心的问题是怎么治愈简的肩部疼痛的？关于这些问题，有三种解释。

医生自身的治疗作用的机制

医生的亲切态度能产生更好疗效的第一个作用机制是，它能帮医生得到患者身体更准确的信息。像腹泻、呕吐、难闻的气味以及与性相关问题，这些症状是让人难以启齿的，患者会觉得说出这些症状很难，会让人很不舒服。有些患者也会觉得，承认自己做过替代治疗方法很尴尬。我的一个医生同事曾跟我说过这样一个故事：他见过一个甲状腺癌晚期的女性患者，疾病已经到了晚期，医生在治疗方面能为她做的十分有限。

我的同事问她为什么不早点儿来，如果她早来了，还有一些治疗方法可用。这个女患者说，她从刚开始发现癌症之后的许多年一直用灵气疗法来控制自己的症状。她跟以前的医生说过这件事，但是那个医生嘲笑说灵气疗法就是垃圾。这个患者很气愤，而且从那之后再也不敢看"西医"了。不管你认不认可灵气疗法，都不能对患者进行嘲讽，否则他们可能会立即逃离，从而错失对他们来说最好的治疗时机。

医生的态度可以提高疗效的另一个机制是，减少患者的紧张情绪。在前面的几章中，我们知道了焦虑和紧张对我们的危害。医生的亲切态度能让患者感觉他们是被关心的，这有助于减轻他们的焦虑和紧张。我的一个同行，南安普顿大学的李尔德教授最近做了一项实验证明了问题的所在。他训练一些医生让他们掌握一种叫作"KEPe Warm"的谈话技巧。这种技巧的内容如下：

· 患者说话的时候，医生要坐在患者对面；

· 不要打断患者；

· 谈话要以患者为中心；

· 谈话时要有预热，避免疏远。

让经过 KEPe Warm 训练的医生和没经过的训练的医生分别对近100 名患者进行治疗，李教授比较了这两组患者的疗效。结果 KEPe Warm 组患者的焦虑减轻程度平均比对照组好 20%。

第三种机制是增强免疫系统作用。当患者被自己信任的医生治疗时，患者身体会接收到一个强烈的信息，那就是自己现在可以放松，免疫反应也会被全部激活。免疫系统工作时需要消耗大量的能量，当你生病或感觉疲惫的时候，不仅是因为疾病，也因为机体在积极抗邪。因为免疫系统需要消耗太多的能量，所以为了保存能量，不是所有时候都会激发全面的免疫反应。

如果一个原始人得了一种单纯的感染，那把能量都转移到免疫系统可能是件很危险的事，因为这会让他感觉很疲倦、很难受。这时，如果有野兽或敌对部落的人趁机攻击他，他就不能保护自己了。然而，如果在回到自己部落之前，他的身体能忽略这个感染，那他生存下去的概率就会更大。一旦他回到自己的部落，看到那些信任的朋友，这时候再动用全面的免疫反应将会更安全。

相比之下，现在我们几乎遇不到野生动物了，而且绝大多数人类也不会生活在部落里，但我们进化的机制依旧存在。当你生病时，如果照顾你的是一个值得信任的、可靠的医生，你的身体就会感觉很安全，免疫系统才会充分发挥作用。我们都经历过这一过程，只不过以前不知道而已。

相反，当我们正要参加考试、准备考驾照或有重要的事情要做的时候，这个机制会下意识地发挥作用，避免身体为了治病而激发全面的免疫反应。让我们能暂时有精力把手头的事情做完，这就意味着事情做完之后我们会生病难受几天，因为那时候身体会感觉已经足够安全来全力抗邪了。态度亲切的医生会让患者感觉很安全，因此就能激发免疫系统，来抗击病邪。有时候，医生之所以能治病，就是因为他们是医生。

反过来：医生的消极态度会带来危害

正如消极的心理预期是有害的一样，冷漠的医生也会如此。卡洛琳·范龙斯菲尔德（Karoline Vangronsveld）是一位瑞典的心理学家。他做过一个实验，训练两组医生分别用不同的方法与患有脊柱疼痛的患者交流。一组医生被要求在与患者交流的时候看着患者，不时点头表示自己在听，保持微笑，说话时还要表达自己对病人的理解，比如说"那一定很辛苦"。另一组的医生则被要求在病人说话的时候翻看文件，不必在乎病人的感受，说话的时候故意转换话题，或者多说否定患者的话，例如"这种情况没有几个人说过"。在亲切医生组的患者比在冷漠医生组的患者的治疗效果更好。这个实验表明，医生对待患者的方式也会对患者的病情产生积极或消极的影响。

现代医学是一种仪式

像奎赛德的那种古代的萨满巫术、仪式和规矩，我们现在看起来是原始的，甚至是搞笑的。现在的医生不会再用鹰毛的戏法来驱除人体内的恶魔了。现在的医生有专业的治疗方法、高超的手术技巧，还有高科技的影像设备辅助诊断，这些比古时候那些药水和草药效果好得多。现代的医生不会学如何欺骗患者，而是在可靠的大学里接受严格的现代医学的训练。墙上的毕业证书证明他们考试合格。谁要把今天的医生说成是现代版本的奎赛德，人们肯定会觉得他疯了。

不过，若就此忽视两者之间的共同点则是不合理的。很多历史学家宣称，现代的医疗就像是古代萨满一样需要仪式感。毕竟，现在医院里的那些治疗给普通人的感觉，和萨满的法术给当时祖先们的感觉是一样的。大多数普通人不知道这些药物或复杂的医疗方法是怎么起作用的，也不能理解医生的那些专业术语，无论他们说的是拉丁文、科学术语，还是简单的英语词汇。他们把血压太高称为"高血压"，心脏出问题的时候说"心血管疾病"，着凉就是"上呼吸道感染"，称晕倒为"晕厥"，还有把鼻孔流血说成"鼻衄"。

医生通常还会用一些缩写（ENT 指耳鼻喉、MDD 指重度抑郁症，Rx 指处方）。现在这些让人难以理解的医学术语、神奇的检查方法还有医生的学位证书，起到的作用可能和萨满的鹰毛、仪式和规矩差不多——都能让患者感到正有一种力量在治疗他们的疾病。这是否意味着我们应该放弃现代医学，下次不舒服的时候，就飞去巴西的热带雨林找萨满法师？当然不是。不过，你可以选一个既有高超的医术，还有亲切的态度的医生。在接下来的两章中，我们还会看到，除了有合适的医生，如果你能和朋友、家人，还有社会建立并保持紧密的联系，你会变得更健康。

总结：让过去指导我们前行

现代医学有很多好处，我们不必全部摒弃，然后回到萨满教用鹰毛戏法治病的年代。作为现代医学研究的主要方法之一，对随机实验的系统评价表明，亲切和积极的交流作为最新的检查和治疗手段是有科学依据的。很多医生已经学会了运用这种谈话的治疗力量，当然还有些医生没有注意到它的重要性，需要我们提醒一下。医疗行业的管理人员要知道，医生不仅是给病人开治疗单和检查单的，医生和病人交流的时间和医生本身也是治疗的一部分。

练习：选择合适的医生或治疗师

如果你是一个病人，你要选择一个既有医学知识还有亲和力的医生。他应该是一个能理解你的处境、重视你的价值的人，他对你的关心要显而易见。如果你的医生对你很冷漠，你就错过了这种亲切关怀的治疗作用，那你是时候要考虑换个医生了。不过，这不是说你要找一个对医学一窍不通、只会温柔地拍着你的背安慰你的傻瓜，也不是说你要找一个任何事都对你百依百顺的医生。

例如，如果你的医生医术高超，他确认你只是感冒，不需要用抗生素，那也许你真的不需要，你就不用吃。幸运的是，许多医生都是既富有同情心又精通医学知识。如果你或你所爱的人正面临着姑息治疗或继续手术治疗的两难选择，那么找一位擅于沟通又富有同情心的医生就显得尤为重要。

爱就是灵药

> 独居纵然方便，终于健康无益。
>
> ——朱莉安·霍尔特-伦斯塔德（Julianne Holt-Lundstad），
>
> 杨百翰大学心理学和神经科学教授

死于悲伤过度？

美国北达科他州的一对夫妇，克利福德（Clifford）和伊娃·维韦亚（Eva Vevea）在一起幸福地生活了 65 年，2013 年双双离世，相隔数小时。同年，在美国伊利诺伊州，也有一对已经结婚 71 年的夫妻罗伯特（Robert）和诺拉（Nora），在同一天与世长辞。前一年，英国的马库斯·林罗斯（Marcus Ringrose）在妻子葬礼后的第二天也去世了。像这样的故事经常出现在新闻上，并且总会被冠以《你真的可能死于悲伤过度》这样的标题。这很夸大其词，因为悲伤过度能杀人的概率其实是很小的。但现在已有研究证明，这些标题也有几分道理。

当然，诗人们早在千年前就知道糟糕的人际关系会有害健康。在莎士比亚（Shakespeare）的《罗密欧与朱丽叶》（*Romeo and Juliet*）中，因蒙塔古夫人在儿子流放后，悲伤过度而死。《圣经》（*The Bible* 诗篇69）中也申明，悲伤过度会使人虚弱。在波斯大诗人鲁达基（Rudaki）的笔下，这件事被描述得非常浪漫。

看那云，它哭得多么像一个悲伤的人。

雷声呻吟着，像一个心碎的爱人。

最近，科学家发现了越来越多的证据表明，在过度悲伤之后身体发生了真实的变化。心碎综合征，即我们术语中的应激性心肌病，是一种官方承认的疾病。哈佛大学做过一个研究，12000 多人中，夫妻的死亡时间相差一般不超几个月。梅奥诊所的另一项研究发现，那些承受了失去挚爱的悲伤的人，会比其他人更早离世。这一发现在很多研究中都得到了印证。

你可能因为孤独而早逝

最近有一个系统评价总结了之前的相关研究，大约 5 万名被试者，提供了更多的证据来证明孤独有害健康这一观点。这篇文章通过以下问题来估计人们的孤独程度。

- 你想自己生活还是和其他人一起？
- 你和朋友、家人以及其他伙伴的联系有多少？
- 你感觉孤独或寂寞吗？

结果很明显。7年后，这些被试者中孤独的人比其他人的死亡概率高出25%。这个系统评价中，有一个实验是由旧金山的卡拉·佩里西诺托（Carla Perissinotto）主导的，他们在2002年到2008年期间对1604个成人进行了追访。向这些被试者问3个问题：他们是否①感觉受到冷落；②感觉孤独；③缺少朋友。根据他们的回答进行分类，如果问题的答案全部都是"从来没有"就认为他们不孤独，如果答案中至少有一个是"有时会"或"经常"就认为他们孤独。

实验发现，孤独的人更可能把日常的活动保持在最低限度，不做任何运动，甚至连走楼梯都成为一个难题，孤独的人出现这种情况的可能性比其他人高出10%。最可怕的结果是，孤独的人更有可能在实验中死亡。6年间，孤独的被试者中死亡率为22.8%，相比之下，不孤独的死亡率仅为14.2%。

另一项针对超过30万名被试者的研究发现，良好的社会关系可以延长寿命。在研究开始时，这些被试者被问到：他们有多少亲密的家人和朋友，这些人给了他们多少支持。然后他们追访了很多年。结果很明显：有良好的社会支持①的人，平均寿命比其他人长5年。5年是一段很长的时间，吸烟的人减少的平均寿命也是5年。说明孤独和吸烟有同等的危害。

为什么说孤独有害健康

一个原因是，当一个人感到孤独时，他更可能去做一些有害健康

①　指各种积极的社会作用，它们能增强参与其间的个体的归属感、安全感和自尊心。

的事情，比如吸烟、不运动、熬夜。你可能有些这样的朋友：他们遇到困境的时候，就试图把自己和社会隔绝，而且开始做那些有害健康的事情。我有一个朋友是个厨师，曾经还是职业足球队员。他曾经是个很健康、强壮的人。他和一个交往了很久的女朋友分手后，我们这些朋友在几周内都没有见过他，给他打电话也不接。等我和两个朋友去找他的时候，他的状态很糟糕。家里地板上扔满了披萨的外卖盒，电视开着，他看起来就像好几天没有睡觉——确实好几天没有睡，他还开始吸烟了。

我们没有给他验血，但是如果验了，估计很多指标都会有变化。毕竟缺乏睡眠和运动都会升高血压并抑制免疫功能。我们劝他振作起来，跟我们去健身房，而他坚持让我们走。所幸那两个朋友是夜总会的保镖，必要的时候，他们在如何把人带走方面很有经验。所以我们把他拉到了健身房，让他做了些锻炼，然后又带他去吃了晚饭。我们把外卖盒都丢进了垃圾袋，快速地把他家打扫了一遍。之后每天都会有一个人带他去健身房，并确保他不会抽烟。这样过了三个星期，他就差不多恢复正常了。

孤独有害健康，但不幸的是，有证据表明我们正在变得越来越孤独。

孤独传染吗

在 20 世纪 50 年代，超过 80% 的医生和绝大多数人都会吸烟，因为当时人们还没意识到吸烟的危害。当然，人们都知道孤独不好，但是公共健康的宣传还没有关注这个方面。现在，孤独对人类寿命的危害已经和吸烟不相上下了，而且在发达国家，孤独对人们寿命的影响越来越大。

在我们祖父母或曾祖父母的年代，房间、汽车（如果他们有）还有电话要和其他人一起分享。如今，我们大多数人从小就有自己的房间。北美的孩子，到 12 岁基本每个人都有自己的手机，18 岁之后就会有自己的汽车。我的小侄子才 8 岁，他已经开始抱怨他们班每个同学都有了自己的手机。可能有夸张的成分，但确实说明有些 8 岁的孩子已经有手机了。

虽然手机本身是一个很好的工具，它给人们的生活带来了很大的改变，使人们的代沟缩小了、使社会的流动性更大、人们结婚变得更晚、离婚也变得更多。但是，手机同时也使我们的生活变得更碎片化，变得更孤独。现在，在美国，觉得无人可信的人比 20 年前多了 3 倍。10% 的美国人说他们经常感到孤独，1/3 的人会觉得他们某个亲密的朋友或家人很孤独，还有一半的人觉得人们正在变得越来越孤独。

科技和财富本身并无好坏之分。问题是它们结合在一起，就让我们很容易变得懒惰和孤独。要想让科技和财富为我们服务，需要发挥我们的聪明才智。我在本章引用的很多研究都来自谢尔顿·科恩（Sheldon Cohen）教授，我曾经给他打电话，向他请教为什么只要有人请他离开家乡匹兹堡工作，他就一定会拒绝。他说在一定程度上，他拒绝是为了能让自己和家人在这个他们从小长大的城市中，和这里的人保持紧密的社会关系。

我以前的一个赛艇教练杜生·科瓦切维奇（Dusan Kovacevic），他的选择更让人匪夷所思。20 世纪 90 年代中期，为了逃避巴尔干战争，

第十一章
爱就是灵药

他去了加拿大。几年后，他得到了很多塞尔维亚人梦寐以求的加拿大公民身份。但是不久之后，他又回到了塞尔维亚共和国的首都贝尔格莱德。在那里，他住在郊区的一间小公寓里，并在他以前执教的赛艇俱乐部担任教练，这份工作虽然有声望，但薪水并不高（而且在政治上也很敏感）。他还有一大家子的人要照顾，每天要照看孩子，还要做一些家务。

但是如果你在一个大家庭里生活你就会知道，有些事情是无法避免的。杜生的母亲就住在他的隔壁，她是一个很美丽的女人，也很支持他。但同时，杜生的母亲也是一个独裁者。她生活的地方十分寒冷，甚至在当年 12 月到来年 4 月之间都不能开车。那里的每个人都在努力工作，部分原因是因为在那样的寒冬里如果你不活动就有被冻死的风险，而且那里没有人会因为琐事而开玩笑或争论。对杜生的妈妈来说，争论谁对谁错就是小事儿，因为她知道自己是对的。

为什么杜生要离开加拿大回到这样一个明显又贫困又复杂的家庭关系中呢？他的朋友没有一个人能理解，都觉得他疯了。当我问他原因的时候，他说："在古希腊，最严重的惩罚就是流放，甚至比死亡还要残酷。在加拿大，那种远离家人和朋友的感觉就像是被流放。在加拿大，每个人都很富有，但是你要见他们还要提前预约。在贝尔格莱德，我们想见谁就去见，完全不需要提前打招呼。"

我曾经去拜访过他，他说得不错，他的岳父、岳母、姐姐和母亲经常不请自来。他的孩子们都住在一个房间里。他的母亲会告诉他去做什么（尽管他不听）。即使他留在加拿大会有更大的房子、更大的汽车、更多金钱还更安全，但他还是觉得在家乡过这种看似一团乱麻的生活更开心。

正如心理学家朱丽安·霍尔特 - 伦德斯塔德（Julianne Holt-Lundstad）领导的孤独与健康大调查所说："独居纵然方便，终于健康无益。"

社会关系是如何改善健康的

社会孤立之所以对健康有害，最主要的原因是它消除了社会融合的益处。为了获得确凿的证据表明吸烟会导致肺癌，研究者还要证明停止吸烟可以降低患肺癌的概率（事实如此）。

朱丽安·霍尔特 - 伦徒斯塔德也用同样的方法来验证孤立对健康的危害程度。她做了一个系统评价来研究有朋友、家庭以及参与社会团体的益处。她进行了 148 项研究，共有 308 849 人参与，而且研究发现，他们中的许多人很好地融入社会后平均寿命延长了 5 年。就像吸烟会增加患肺癌的风险，戒烟会降低风险一样，孤立不利于健康，社会融合则有利于健康。

关于人与人的关系的影响，有三种假说。第一种，朋友和家人能提供实质性的帮助。你可能会带着一个残疾的朋友去散步、倾听某人叙述他的丧亲之痛，或告诉一个亲戚他闻所未闻的疾病新疗法。研究者将这种类型的假说称为"主要影响假说"。第二种，对你有帮助的朋友和家庭会让你觉得受保护，还能减轻焦虑，从而减少压力的有害影响，这种类型的假说被称为"压力缓冲假说"。最后一种，人与人之间的接触能促进一种叫作催产素的激素释放，这种激素对人体是有好处的。下面我会对这三种假说分别做一些解释。

朋友为你指出正确的方向

匹兹堡卡内基梅隆大学的谢尔顿·科恩（Sheldon Cohen），是研究社会支持与健康之间关系的世界领先的研究者之一。在他最感兴趣的研究中，他让一组人接触一种能够引起感冒的病毒，同时问他们是否符合下列条件：

· 已经结婚；

· 和父母经常联系；

· 有一个经常联系的家人；

· 有一个经常联系的邻居；

· 有一个经常联系的朋友；

· 有一个经常联系的同事；

· 有一个经常联系的同学；

· 愿意参加志愿活动；

· 是一个较大的群体中的一员，无论是否与信仰相关。

科恩发表的文章宣称，符合上述问题至少 6 条的被试者，他们接触病毒后患感冒的可能性比那些社交活动较少的人低一半。很多其他同类的研究都得到了相同的结果。良好的社会支持能防止人们患某种疾病或缓解他们的症状。"主要影响假说"的作用是显而易见的。除了能让人感觉更舒服，家庭和朋友也可以帮助我们战胜疾病。

例如，某人可能因为感染了感冒病毒开始得病，感觉疲乏无力。一个朋友或家人可能就会鼓励他好好休息，给他倒杯茶喝，或做些其他的事情来增强他的免疫系统功能，帮助他更快地痊愈。一些了解锻炼和控制饮食好处的人，可能会帮朋友减肥或为朋友量身制定一个健身计划。家人可能会给你推荐一个教人健康饮食的网站。有一个广泛、有爱的社交圈，你知道这些事情的机会才会更多。

我想和你分享一下我最近的个人经历。我一个好朋友最近必须要去医院做一个踝关节的小手术。他原本计划中午出门，我开车把他送到医院，确保他安顿下来并告诉他手术后听些舒缓的音乐对他的康复有好处。他听从了我的建议，但到了中午，他还没准备好出门。我当时要去伦敦演讲，所以我请另一个朋友送他去医院。然后医生告诉他术后3天之内不能走动，所以朋友们就负责给他送饭。现在我还没发现有奇迹发生，但是3天后他就已经可以下地走动了。很明显，如果没有朋友的支持，他可能需要更长的时间才能康复。

有一次，多亏了我的朋友，我才能保持健康。2014年的9月，我的母亲在蒙特利尔去世后的24小时内，我最好的三个朋友从三个不同的城市赶来安慰我。当有家人去世，人们更容易去喝酒、抽烟、吃垃圾食品。我记得我完全没有想过要做这些事情，但是我当时的精神确实不太正常，如果当时我周围有酒、香烟、垃圾食品，那么我不确定我会做什么。事实是，朋友的安慰让我感觉比喝酒抽烟更好。为了缓解我的压力，其中一个朋友还拉着我去跑了两个半小时，跑完之后我筋疲力尽，睡得很好——之前我都伤心得一直失眠。

你可能也会有类似的经历。如果你已经为人父母，那你可能会担心孩子是否会和那些抽烟、喝酒，甚至吸毒的人混到一起，沾染上这些恶习。这就是因为你会被周围的人影响，如果他们生活得健康，你的生活也更健康。研究表明，如果你吸烟，而你的朋友们都在戒烟，你就更可能戒烟。你可能还记得曾经帮助你做出这样的健康选择的人，所以这个道理可以被你的自身经历证实。

然而，社会支持不仅能为我们提供帮助，它还能让我们感到更平静。社会支持能改善健康的最后一个原因就是，它能帮我们摆脱压力的负面影响。

社会支持使我们免受压力的伤害

1983 年，研究者对 700 多名 50 多岁的瑞典男性进行了体检，还让他们做了一份关于下列问题的问卷。

- 他们是否在生活中经历过让自己觉得压力很大的事，比如经济困难、离婚、家人患病？
- 他们是否从社会交往中得到了情感上的支持？

7 年后，他们中的 41 个人去世了。在调查死因时，调查员发现，那些常见的有害因素，比如血脂问题、肥胖和心脏病并不是主要死因。高胆固醇的胖子和胆固醇水平正常的瘦子一样有可能死亡。然而，那些生前承受压力很大的人的死亡概率是其他人的 3 倍。回顾前面提到的压力的机制和战或逃反应，这个结果就不奇怪了。压力在很多方面改变了我们的生理功能，而且这些改变大多是负面的。

当研究人员进一步分析他们的问卷结果时，发现那些社会支持强的人和那些没有压力的人一样健康，即使在他们处于巨大压力下的时候也是如此。因此，压力会增加人们短命的可能性的说法，是只针对那些与家人和朋友的关系不好的人说的。回顾我们生活中的压力事件，你可能会发现自己的经历正是如此。周围有一些很好的朋友不仅能给你帮助和建议，还会让你感觉更放松，不那么紧张，因为你能感觉到他们在支持着你。当我母亲去世，我的朋友们马上从各地飞过来的时候，我确实有这样的亲身感受。

催产素：有爱的药物

催产素是一种很好的荷尔蒙，就像好莱坞明星一样。它还有一个昵称，叫拥抱荷尔蒙。它会让你想去和其他人接触，尤其是遇到困难的时候，它还能减轻你的紧张感。当你看到别人遇到困难的时候，它甚至会让你对他产生同情。有些人说，我们应该吸入这些东西，变成一个更好的人。在一个研究中，人们真的吸入了这些东西。

一个研究者邀请了 37 名健康的男性参与这项实验，但没有告诉他们研究的内容。有些吸入催产素，有些吸入安慰剂。然后，研究者让这些志愿者做 3 件通常让人焦虑和紧张的事。他告诉这些人必须：

· 在三名评委面前做一个演讲，评委会把他的表现录下来做成视频；

· 在很多人面前从 1022 开始倒数，每次递减 13，出错就要重新开始；

· 参加一次工作面试，面前是一组人，还有一个很明显的摄像机。

每个人有 10 分钟的准备时间。一半人是单独准备，另一半可以带着自己的亲朋好友。然后，这些志愿者被分成了 4 组：有朋友陪伴并吸入催产素的；没有朋友排陪伴但吸入催产素的；有朋友陪伴但吸入安慰剂的；没有朋友陪伴还吸入安慰剂的。实验结束后，研究者检查了他们体内压力荷尔蒙——皮质醇的浓度水平。跟预期一样，没有朋友陪伴也没有吸入催产素的那组人皮质醇水平最高，而有朋友陪伴又吸入催产素的那组皮质醇水平最低。这个研究进一步证明了缺乏社会交往会提高人们的压力水平。

社会融合有益健康，消极的社会交往有害健康

如果你加入的社会团体是一个犯罪组织，那它可能不会让你长寿。不是什么样的家庭、朋友和社会团体都有益于你健康，要适合的才行。不像加入犯罪组织那么戏剧性，谢尔顿·科恩做了另一项研究来验证不良的社会关系对健康的负面影响。他的团队采访了276个人，看看他们是否经历过一些社会冲突，比如持续一个多月的婚姻矛盾。然后，让他们暴露在一种普通的感冒病毒下。他们发现，那些长期处于紧张状态的人被感染的可能性是那些没有受到长期压力的两倍。每当我跟人说起这些危险的人际关系对健康的负面影响时，总会有人跟我说他们的朋友或家人中就有这样让他们感觉很危险的人。

没有哪个家庭或社会团体里都是好人，我们很可能会在生活中遇到这种不好的人。经常有人问我该怎么办，老实说我也不知道，即使我知道，答案也是因人而异的。我只能告诉你，我遇到这种情况的时候会怎么办：我会在我的社交圈里找一个很睿智又值得信赖的人，然后请他帮忙。这个方法的效果很好。

关于对机理的检验

这一部分比较枯燥，如果你对作用机理的测试没什么兴趣，可以直接跳过。要研究社交对健康的影响，我们需要先考虑一个问题：是社会支持让人变得更健康，还是更健康的身体让人得到了社会支持（还记得第五章提到的鸡和蛋的问题吗）？病人不能像健康人一样，有足够的精力去与朋友和家人交往。所以当我们看到一篇文章要证明人际关系和健康生活的关系时，我们怎么能知道哪个是因，哪个是果呢？

许多做这项研究的人在实验开始时就意识到了这个问题，并特别关注被试者的健康状况。不管他们的社交状况如何，研究者都要保持被试者在研究开始时的健康状况是相同的。如此，实验的结果才能说明是更好的社交让人变得更健康，而不是更好的健康导致了更好的社交。

在朱丽安·霍尔特-伦徒斯塔德关于社会交往对健康的益处的系统评价中，纳入了一个在加拿大做的研究。研究者首先对被试者的初始健康状况进行了 55 项检查，从心脏、呼吸到心理状况（比如痴呆和抑郁）。另外还检验并监测了 41 项其他指标，无论是电解质紊乱还是腹腔疾病都能看出来。他们通过分析把初始健康状况比较好的人挑出来，发现他们中社交比较活跃的人健康状态更持久，至少能保持到实验结束。

你可能会问，为什么不能简单地将初始健康状况相同的人随机分组？这样就不用依赖于那 55 项检查，也不需要做复杂的统计分析。我给你举个例子，你就明白了。研究者可能选了 1000 个人，通过抛硬币来决定在接下来的研究中他的社交活跃程度。然而，这完全是不合理的。还有你也不能把一个人的社交情况清零，在实验开始时重新设定。

然而，还有一些其他类型的实验来证明社会支持对健康的促进作用。

在 20 世纪 50 年代，一些在孤儿院做的实验比较符合现代实验的严格要求。这些孤儿院里会贴满命令性的标语，比如"进屋前要洗两次手"。这些地方通常很干净，但是气氛很冷漠，那些孤儿几乎感受不到人与人之间的温暖。后来，心理学家哈罗德·斯基尔（Harold Skeels）把一些孩子从这样的孤儿院里带出来，并交给了一位年轻的女性照顾。这些孩子们的智商奇迹般地升高了很多。后来，人们又做了很多类似的研究，最后世界卫生组织还发表了一个报告，强调了人与人之间的交流和温情在孤儿成长过程中对其心理和生理健康的重要性。读了这个报告之后，一位孤儿院的医生就把标语改成了"请洗两次手"，并且把"不带孩子不许进托儿所"这个标语去掉了。更有意思的是，甚至还有人在猴子身上做实验来证明社会交往能促进健康。

20 世纪 60 年代，科学家把一些小猴子从它们母亲身边带走，让它们独自生活几个星期。这些小猴子找不到母亲就开始尖叫、到处抓挠，还咬笼子上的电线。它们靠在笼子的边上，最后一动不动地把自己抱成一个球。很多小猴子就这样生病甚至死亡了。后来，又有实验让它们和母亲团聚了，见到母亲后这些小猴子又变得活力十足。有的实验则一直没有让它们回到母亲身边，这些实验后来发生了什么我也不是十分清楚。

关于相关机制的研究还有很多，我就不一一罗列了。几千年来，哲学家们一直在寻找这个原因，至于是否有原因，他们还没有一致的答案。不过，不管你信不信我的观点，都希望你能形成自己成熟的观点，当然是在了解了足够信息的基础上。你可能在报纸上看到一个新发现或新突破，不管它的机理是不是跟报道的一样，你都应该有能力分辨是非。

练习：通过提高社交活跃度来促进健康的 3 个方法

以本章讨论的这些系统评价的证据为基础，你可以尝试 3 种方法。如果你的抑郁不太严重，做这些事情可以改善你的症状，还能让你变得更健康快乐。同时，你也会发现它们十分有趣。

1. 加入一个你感兴趣的社团。 你有很多选择，无论你喜欢徒步旅行还是唱歌，下象棋还是吃奶酪，你都能找到一群志同道合的人。这些团体大多是免费的，所以请记住，你可以选择不孤独。如果你找到了一个和你信仰有关的团体，那就更好了。马丁·路德·金说，一个人如果找不到愿意为之去死的事情，那么他不配活着。你不必这么极端，但加入一个社会团体确实能帮助你减轻压力，因为它能让你把眼界放得更大。

2. 经常和家人联系。 邀请家人吃午饭、喝茶，或吃晚饭，或仅仅打个电话。如果你没有一个可以联系的家人，那就联系个朋友，哪怕是你想加入的社会团体里某个你喜欢的人也行。当然，如果你仔细想想，回溯得够远，就会发现我们都是互相关联的。我们每天都在忙这忙那，所以把这个约会提上日程很重要。

我的同事伊恩·查尔默斯告诉我，他每周四都会和他最好的 3 个朋友共进午餐。这已经成为他们的一项常规活动，并将一直坚持下去。我也会每周定期和一些朋友聚会，我的一个叫科林的朋友甚至做了一个电子表格。这个表格里有他所有的朋友，他会按这个表格轮流约他的朋友出来聚。在我看来，做表格太死板了，但是当我接到他的电话时，还是很高兴的，所以我也不能抱怨。事实上，除了已经计划的事情，其他的事情我们都会拖延的。

3. 主动去和他人接触。为别人做些事情，即使是件很小的事。向一个无家可归的人问好，给他一个微笑。主动接触一个朋友、家人或在一个活动中认识的熟人。人与人之间的交流可以使世界变得更健康和美好。在下一章，我会详细谈谈催产素的问题，你就会知道你对他人的帮助最后都会回到自己身上。

第十二章

付出即回报

> 你帮人爬山的时候，自己必定也靠近山顶。
>
> ——诺曼·小施瓦茨科普夫
>
> （H. Norman Schwarzkopf Jr.）将军

> 宇宙中所有思想的总和是一定的。
>
> ——埃尔温·薛定谔（Erwin Schrodinger），
>
> 奥地利物理学家、诺贝尔奖得主

施比受更有福

梅尔文·爱莫林（Melvyn Amrine）今年 83 岁，和桃瑞丝（Doris）结婚 60 年了，他们住在阿肯色州的小石城。梅尔文最近还得了老年痴呆，腿脚也不好，甚至都记不得已经和桃瑞丝结婚了。所以，2014 年 5 月 10 日他失踪之后桃瑞丝特别着急，立刻报警了。

很快，布莱恩·格雷斯比（Brian Grigsby）和特洛伊·迪拉德（Troy Dillard）警官在离家两公里的地方找到了梅尔文。警察想让梅尔文坐他们的车回来，但是梅尔文就是不上车。他不记得自己的名字，不知道自己在哪儿，身上没有钱包也没有能证明他身份的证件。他只知道一件事：他要去给他妻子买花作母亲节的礼物，自从他们第一个孩子出生，他就一直这么做。梅尔文告诉警察"买不到花他就不回家"。警察被他的决心感动了，就在回去的路上带他去了趟花店。警察帮他选了一些奶油色的玫瑰，格雷斯比警官还帮他付了钱——因为梅尔文忘了带钱包。

当他们把梅尔文带回家时，桃瑞丝看见梅尔文拿的花，瞬间流泪。她说："即使他的脑子不记得，他的心仍记得。"格雷斯比和迪拉德因为此事被登报嘉奖，他们感到很高兴。也许，他们也会因为这件事而变得更健康。

志愿服务对健康的好处

在某些方面，帮助别人也是在帮助自己。2011 年，丹尼尔·乔治（Daniel George）教授在宾尼法尼亚州对 30 名痴呆症患者进行了一项随机实验。其中一半的人被安排每周去学校做志愿者，教孩子们读书、写字和历史，另一半人则没有这项工作。实验最后发现，去做志愿服务组的人比另一组人的压力水平低很多。然而，这只是个小研究，所以研究者在 2013 年又进行了一个系统评价，纳入了 4 个和志愿服务相关的实验。这些研究都不相同，结果参差不齐，但大多是正面的。志愿服务似乎能改善人的认知功能、耐力、体力、速度和动力。然而，做志愿服务也不会容易跌倒，这对老人来说很重要。而且无论对人生目标还是孤独感，它都没有影响。这个系统评价的作者最后的结论是，需要更多的研究来证明志愿服务的作用。

如今，有越来越多的研究证明了志愿服务和健康的关系。我知道的一个最新研究是，随机选择了加拿大的 52 名高中生，让他们每周利用课余时间，帮助低年级的同学做些事情，可以是功课、体育，或者是其他方面的。另外的 54 名同学则不做任何志愿活动。后来，研究者还留了两组被试者的血样进行分析。他们发现，与不做志愿活动的同学相比，定期去帮低年级同学的人，这段时间减掉了更多的脂肪，胆固醇也降得更多，免疫系统功能也变得更好了。

一项研究发现，仅记住别人对自己的帮助对健康更有益。哈佛大学的心理学家大卫·麦克莱兰（David McClelland）让一组学生去看一部电影，这部电影讲的是特蕾莎修女照顾孤儿的事迹。另一组学生看的是一个很普通的电影。看完电影，他发现观看特蕾莎修女的电影那个组，比另一组体内的免疫球蛋白 A 的水平更高，这种免疫蛋白是人体免疫系统中一种重要的防御性蛋白。有趣的是，不管这些同学是否相信特蕾莎修女的宗教信仰，他们的免疫系统都被激活了。这个实验说明，拥有利他思想能增强自身免疫系统，进而促进健康。

对别人的帮助是如何回报到自己身上的

如果你帮助别人去遛狗，这对你的健康是有好处的。你做任何志愿活动都能把你和别人联系起来，这样的社会活动将对你的健康有好处，就像前一章说的那样。让我们的思想暂时不要考虑自己遇到的困难，可以减轻我们的压力，变得更放松。这也是一种通过进化获得的机制。这个观点是美国国家研究所提出来的，该研究所开展了一项研究，向 19 名被试者提供了一笔资金和一份慈善清单。

通过脑部扫描可以发现，把钱拿出来做慈善的人，脑内各区域的交互活动十分活跃，而大脑细胞是通过多巴胺来传递信息的。这样看起来，只要想到帮助别人就能让我们更健康。正如第三部分所说，多巴胺是大脑中的一种神经递质，当我们做出有益于生存的事情时，它就会被释放，让我们感觉更快乐。研究还表明，当我们做利他的事情时候，体内的多巴胺会达到一个高峰。我们演变出这个机制，可能因为我们的祖先总是通过互相帮助来克服各种困难。

镜像神经元的发现有助于解释
志愿活动有益健康的机理吗

20 世纪 90 年代初，神经系统科学家贾科莫·里佐拉蒂（Giacomo Rizzolatti）和他在意大利帕尔玛大学的同事们，在实验室里的猴子身上发现了一种脑细胞，这种脑细胞在猴子活动或看见别人活动的时候都会兴奋。他把这种脑细胞叫作镜像神经元，他还发现人身上也有这种神经元，位于大脑的前运动皮质中，前运动皮质主要负责传递与上肢运动相关的信息。当我们看见别人做某些事情时，大脑里这种镜像神经元就会兴奋。所以当我们看见一个人抬起了胳膊，我们大脑前皮质中控制抬胳膊的神经元也会兴奋。我们的神经元兴奋程度可能没有强到可以让我们的胳膊真的抬起来，但是这种兴奋确实存在。

例如，如果你观察那些美式橄榄球的球迷，你就会发现，每当四分卫挑战突围的时候，他们就会情不自禁地跟着移动身体。这种镜像神经元在人们通过模仿来学东西的时候很重要。我们仅靠看别人开车，也能学会开车。成年人要让自己的技术更精进，也是通过观摩别人。或者是把这种技术变得可视化，就是想象他们在做这件事的时候的样子。

除了当我们看别人运动时，镜像神经元会兴奋从而帮我们学会这种运动，有些镜像神经元在我们被感动的时候也会兴奋。我们都知道我们受到触动的时候会产生很多情感，同样我们看别人被感动的时候也会产生这样的情感。为什么我们看到浪漫的电影场景，或者在婚礼上看到新郎新娘亲吻，会情不自禁地掉眼泪？因为我们的大脑会体验眼前这些人的经历。

幸好这个神经元可以分出来是自己真的受感动了还是被别人的经历感动，否则我们也会分不清我们是自己感动还是看别人感动。这种神经元通过消除个体间的分隔，在无形之中让人与人之间有了同感，所以神经学家 V.S. 拉玛钱德朗（V.S. Ramachandran）也叫它们为"甘地神经元"。

向他人表达感谢能让你更健康

就像帮助别人对自己有好处一样，也有一些类似的研究表明，对他人表达感谢也对健康有益。你可能记得父母总是会提醒你说这句神奇的话——谢谢你，因为这是一种礼貌。但他们可能没告诉你，心怀感恩还能让你更健康。美国心理学家就此做过一系列研究，他们选取了 400 名患有神经肌肉疾病的成年人，让他们随机做三件事。

· 感恩：让被试者列出上周他们要感恩的事情。

- 麻烦：让被试者列出上周发生的让他们不愉快或生气的麻烦事。
- 事件（对照）：要求被试者列出上周发生的事件。

连续这样做了 10 周之后，研究者发现，那些被要求列出让他们感恩的事情的人，与其他人相比，不管是在人生观、疾病症状，还是睡眠质量方面，都得到很大的改善。总是心怀感恩，让他们感觉更快乐、更开朗，疾病的症状也有所减轻。说明只是简单地把需要感恩的事情列出来，就能起到和药物相同的效果。

还有很多实验得到了类似的结果。2013 年，丽萨·贝利尔（Lisa Bolier）和她的荷兰同事做了一项关于"积极心理学"的系统评价，这项系统评价我在前面的章节提到过。积极心理学就是鼓励人们保持一种积极的人生观。不要纠结于那些已发生的困难和负面的事情，积极心理学会教你发现生活的美好。当然也包括鼓励人们对美好的事物心怀感恩，还要把这种感恩表达出来。

贝利尔的系统评价纳入了 39 项研究，总共有 6000 多名被试者。实验发现，许多积极心理学的干预措施，对抑郁症患者的症状和整体健康状态的改善都有良好的作用。虽然结果有好有坏，但是有些结果特别好。好像这些患者心理越积极，得到的效果越好。我们当然不能把这些好处全都归功于感恩，毕竟积极心理学是一个更大的概念。不过，感恩确实是这些干预措施中很重要的一个方面。

因此，无论我们为他人做一些暖心的事，还是我们因别人对自己的帮助而心怀感恩，都能让我们变得更健康。不过，有些事情还是值得商榷的：难道我们帮别人的目的就是要帮他们吗？如果我们是为了帮自己，不就意味着我不关心他们吗？

利他行为的可能性

我们为他人做事的时候是真心为了他人，还是全都为了自己？这就引出了另一个古老的哲学问题，即利他行为的可能性。一些人说他们从来没有为别人做过事情，所有的事都是为了自己。首先要说的是，从一个饥饿的人的角度来看，如果有人给他们食物，他们可能对利他主义的可能性不太关心，因为他们得到食物就很高兴了。

也有人反对哲学家说利他行为是不可能的这一观点，人们帮助别人完全不求回报的例子有不少。特蕾莎修女就是个例子，她放弃了一切物质享受，去照顾世界上生病最重的人。而且在某些危急情况下，有些人也会冒着生命危险去帮助别人。

韦斯利·奥特里（Wesley Autrey），也被称为哈莱姆区的英雄。他挽救了一位名叫卡梅隆·霍洛彼德（Cameron Hollopeter）的 20岁的电影专业学生的生命，卡梅隆当时因为癫痫突发而摔倒在轨道上，差点儿被地铁撞到。事情是这样的：2007 年 1 月 2 日，大概是午饭时间，奥特里和两个女儿在曼哈顿第 137 号大街的地铁站等车时看到霍洛彼德突然癫痫发作，然后不知道被什么绊了一下就摔到了轨道里。

韦斯利·奥特里让旁边的人把他女儿从站台旁边拉回来，同时他迅速跳到了轨道里。这时提示列车即将到站的灯已经亮了，他知道要把霍洛彼德救出来已经不可能了，所以他一下子扑到霍洛彼德身上，把他拉到了铁路之间的排水沟里。尽管列车司机已经急刹车了，但还是有两节车厢从他们旁边开了过去，车厢离他们近得可以碰到他的帽子。现在奥特里确实因为这件事变得很有名。但当时他这样做的时候，很难想象他当初脑子里想的是为了自己。

利他行为也让有些生理学家感到困惑，因为进化论没法解释这一点。除非你这样看：一只猴子背对另一只猴子，那一只就会帮它把背上的虫子挑出来，然后再调换，这样它们两个背上都没有虫子了。这两只猴子都受益于利他行为。但是按照进化论，基因会随机突变，这个突变如果有利于我们生存，就会被传给后代，如果这个突变对生存无益，就会被淘汰。这就意味着，利他行为的基因最早只出现在一只猴子身上，那这只猴子是怎么把这个基因传递下来的呢？

第一个突变出利他基因的人，或原始人，看起来确实处于一个不利的地位。它可能会给其他猴子挑背上的虫子，然后这只没有了虫子的猴子可能会到处闯荡，去找食物、找伴侣生小猴子。同时这只有利他基因的猴子可能身上会有更多的虫子（还可能因此患更多疾病），它花了太多的时间给别的猴子挑虫子，就没有多少时间给自己和伴侣找食物了。这个故事如果这样下去，有这种不利于生存的利他基因的猴子，可能不久就会死去。

进化论还从另一方面解释了利他行为失败的原因：它倾向于让"弱小"基因生存下来，就会让这个物种变得更弱小。如果一个物种的生物都像奥特里这样做，去帮助那些本来无法生存的生命，那么这种利他行为其实是让弱小基因生存了下来。生物学上对利他行为的定义是，利于其他个体而不利于自身存活和生殖的行为。

因此，当一只猴子突然出现了利他基因，那出现利他基因的这个数据库都会削弱。这些关于物种起源和利他行为的故事都只是推测。事实上，我们不知道利他行为是怎么演变来的，根据进化论我们也不能看出它是怎么从才开始到普及的。

即使我们不能解释利他行为的演化过程，它也确实是普遍存在的。狼和野狗都会把食物带回来给没出去猎食的伙伴吃。当看到捕食者的时候，草原猴会大声尖叫来警告它的伙伴，尽管这叫声会吸引捕食者的注意；猫鼬会养着那些年老、生病和受伤的同伴；很多鸟类也会帮同伴喂养它们的孩子；白蚁在被其他蚂蚁入侵时，会咬伤自己，然后它们体内一种特殊的腺体就会分泌一种黏液，黏住入侵者，而这种伤通常是致命的。

政治学家罗伯特·阿克塞尔罗德（Robert Axelrod）和进化生物学家 W.D. 汉密尔顿（W.D. Hamilton）在 1981 年提出了利他行为的最佳进化解释：我们和同伴共享这些基因，我们帮助同伴也能让自己的基因存活下来。这样就意味着，我们每个人为生存而做的那些努力，不是为了个体的基因，而是为了群体的基因。这好像和我们的想法完全不同，我们相信自己活在一个弱肉强食的世界，物种要强大起来的最好方式就是让最适合生存的个体及其基因在物种中占据主导地位，即使这样会让底层的个体饿死。

利他行为就意味着让弱者和他们的基因存活，从而使整个群体变得更弱。但是，如果进化的单位不是个体而是群体，那帮助别人就是有益的，在更深层次的意义上，我们所有人就是一个整体。这为我们在前一章中讨论的一个观点提供了进化方面的基础，上一章指出，如果我们与家庭、朋友、社会团体有良好的关系，那么将助于延长我们的寿命。也许这就是为什么会有研究表明，当我们的行为是利他时，帮助别人对自己的健康也会有益。

研究人员对威斯康星高中 1957 届的 1 万多名毕业生进行了追踪调查，这项追踪调查始于他们毕业的时候。2004 年，这些毕业生被问到

以下问题:

- · 在过去的 10 年他们是否做过志愿活动;
- · 他们做志愿活动的频率和时间;
- · 他们做志愿活动的原因。

他们做志愿活动的原因大致可以分为两类:一类是利己,比如为了寻求自我突破、寻找更好的自我感受或逃离生活中的困境;一类是利他,包括同情需要帮助的人或做社会服务。和其他研究一样,这项研究说明,做更多志愿活动的人更健康,事实上他们更容易长寿。当研究者对此进行更深入研究时,发现只有出于利他心理进行的志愿活动才能使人更健康。

对帮助他人的重要性和益处的研究反映在很多宗教的教义上。耶稣说施比受更有福。摩西律法中要求犹太人把 10% 的收入用于正义的行为或事业。天课 ① 或者说帮助贫苦的人,是伊斯兰教五大教义之一。在佛教和印度教里,慈善事业被叫作布施,也是被认为是一种美德。

帮助别人是好事,但有些帮助对你和你想帮助的人来说都可能是坏事

如果你因帮助别人到而不能照顾自己,你的身心就会变得很紧张,这也很不健康。在我的姐妹们养育孩子的过程中,我亲眼见证了这件

---

① 天课(Zakat)是穆斯林每年一次的慈善捐款。——译者注

事。我的姐妹们和我的母亲一样听不得新生儿的哭声，孩子一醒来她们就会醒。这是一种心灵感应，但是最后她们都会失眠甚至生病。这样下去，她们可能也不能好好照顾孩子们。

因此，她们有时还是要学会让孩子们哭，让自己喘口气，才能更好地照顾他们，这是个常识。不过，正如伏尔泰（Voltaire）所言，"常识并不普通"。我们中的许多人在帮助人方面做得并不够，我希望这部分内容能激励你去帮助他人（就像它激励我一样）。但是要按照常识去做，不要一下子做得太多，容易让自己生病。

另一方面，如果对别人的帮助是错误的，也会对健康有害，有时也会让人承受流言蜚语或身体透支。我姐姐年轻的时候，看到流浪猫、流浪狗或无家可归的人就会去帮助他们，这很好。但是有一次，她竟然为了救一只流浪猫而在高速公路上非法停车。她确实救了那只猫，但她的生命也随时处于危险之中。

有些人担心，有时我们觉得自己在帮助别人，但实际上我们是在伤害他们。我曾经给过很多无家可归的人钱（现在我有时也会这样做），但是我知道他们有些人用这钱买的是毒品而不是食物，至少在牛津就有这样的人。所以现在我要给他们买咖啡，他们也能接受。由此可知，一种错误的助人方式可能给我们想帮助的人带来伤害，而这种错误的方式可能很常见。比如，有越来越多的人想资助尼泊尔的孤儿，而这让尼泊尔的孤儿人数剧增，其中不乏拐卖儿童的情况。而且这些志愿者往往不会在当地待很久，这会让那些孩子有一种被抛弃的感觉。

卡里吉特是一个来自尼泊尔洪拉的年轻人，他在加德满都和博卡拉的很多儿童之家都住过，结果即使他不是个孤儿，但在接受采访的时候也抱怨连连。

那里的志愿者太多了：短期的、长期的、不长不短的，都取决于他们的签证！……有时他们会组织一些活动，但我并不想去。孩子们有他们想去做的事，强迫他们去参加这些活动有时会让他们很生气。一次，本来孩子们想去看一部很好看的电影，但这时志愿者们组织了一场足球比赛，院长就会让他们必须参加。所有的孩子都很生气……这些外国人为什么来尼泊尔？他们为什么非要来孤儿院？他们在这儿待着的这段时间很短，他们给了我们关爱，但是很快就走了，我给他们写信，他们也不回。我跟一个志愿者说"姐姐，我很孤单"，她会说"别担心，我会陪你"，但是后来她还是和他们回国了。我给他们写信，从来都得不到回复。小时候，人人都爱我，现在我长大了，就没人爱我了。

幸好像卡里吉特这种情况并不多，而我们能为这个世界（包括自己）做的事情还有很多，而且不用担心好心做坏事。

练习1：7件事，帮助别人也帮助自己

志愿活动对我们有好处。不过，我们那么忙，而且就像克里吉特遇到的志愿者那样，我们怎么能确定没有好心办坏事呢？好消息是，这两个问题我们都能解决。首先，志愿活动的数量如果合理，就不需要很长时间；相反，有研究表明，志愿活动能让我们感觉时间变多了。

这可能因为它让我们感觉更积极、放松、愉快，而且精力充沛。其次，你说的对，我们不可能确定我们所做的事情能带来真正的帮助，因为我们都无法预知未来。同时，我们至少还有这 7 件事可做，它们能帮我们减轻焦虑、改善健康，还能帮助别人。

1. 对家人做一些暖心的事。可以有很多形式和方法，比如带他们出去吃个午饭或晚饭，经常去看看他们，或给他们寄一张卡片。

2. 如果有同事在工作中遇到了困难，而你正好可以在这方面帮助他。

3. 花时间做慈善（参见下面的指南）。

4. 花金钱做慈善（参见下面的指南）。

5. 加入一个致力于帮助他人的组织或项目。

6. 随时行善。几年前，我和我的姐妹们在公园里散步时，突然发现在地上有样东西，好像是谁丢的信。我们捡起来一看，原来是张精美的卡片。卡片上写着："这是个随机的祝福。祝你能追随自己的幸福，度过美好的一天。"这张卡片上没有署名。某个人把它放在这儿送给我们（或者其他任何看到它的人）。我也在附近放过一些这样的卡片，想象着那些捡到它的人也会像我们当初那样高兴。给你们推荐一个网站，里面有一些类似的随时行善的方法，而且做这些事用不了多长时间。https://www.randomactsofkindness.org/kindness-ideas。你可以在自助洗衣店留下一张便利贴、感谢信、25 美分硬币，或仅仅一个微笑。你可以发挥你的想象力，随便什么都好。

7. 给慈善机构捐东西。这样不仅能腾出空间（我们的东西通常都太多），还能给别人带来快乐。

就像布莱恩·格雷斯比和特洛伊·迪拉德警官帮助了梅尔文·爱

莫林一样，一件小事可以使生活发生重大变化，而且对健康也会有好处。尝试一下，你就会感觉不一样了。

做志愿活动和善事的指南

选择一个经验丰富的慈善机构

许多慈善机构把他们收到的一半的钱用于行政管理——丰厚的工资，以及与慈善无关的开销，甚至是一些让人啼笑皆非的慈善项目。我听说一个慈善机构给一个贫困地区的孩子送笔记本电脑，而孩子们连温饱都不能满足，况且那个地方连电都没有，更别说会用上笔记本电脑了。

幸运的是，好的慈善机构也不少。我现在在牛津大学，一个影响力很大的国际慈善机构乐施会的总部就在这里，他们募集到的钱，超过 80% 都用于减轻人类的痛苦。你只要花几分钟在网上搜一搜，就能发现还有很多不错的慈善机构。没有哪个人是完美的，同样，没有哪个组织是完美的，但是有些慈善机构确实很好。

授人以鱼不如授人以渔

从长远的角度看你所做的事情，结果会产生持久的影响。这并不是说你一定要强迫一个快要饿死的人去学"捕鱼"。如果他们需要食物，就先给他们食物，然后再教他们怎么养活自己。帮助别人不要仅限于他们当前的需要。有很多这种例子，下面就有两个。

一个例子就是"牛津流浪者之路"，这是一家为无家可归的人设立的牛津慈善机构。它给那些流浪者提供食物和住所，但是要保证他们能够获得医疗服务，而且有相关身份证件。它还为这些无家可归的人提供一些课程和咨询项目，甚至还能帮他们找工作。一些无家可归的人最后在他们的庇护所工作。但是很不幸，这个慈善机构的资金被削减了，现在他们的庇护所已经停业了。

还有一个我亲身经历过的例子。牛津有一个流浪者叫汉克（化名），平时就睡在公交车站的亭子下面。有人给他买了些颜料，他就开始画画，还在路边上开了画展，甚至还卖出去了几幅。最终，人们帮他找到了一个由政府资助的住处，他甚至还在当地的一个餐厅找到了工作。去年我生日的时候，他还送我了一盒精致的巧克力和一张贺卡。如果只是简单地给他钱，可能也能帮助到他，但是绝对不如帮他画画和找工作对他的帮助大。平心而论，帮汉克很容易，因为他不是个纯粹物质的人，他总是干净利落，彬彬有礼。

因此，那些致力于妇女教育的慈善机构通常有很大影响力，因为妇女受教育后，不管是为自己还是家庭，都能做出更明智的决定，而这个决定通常会给这个社会带来巨大的影响。

伸出援助之手

有时你除了要付出钱财，还要付出时间。无论你在哪里当志愿者，或者只是捐了钱，至少要花上几分钟确认一下这些钱都去哪儿了。

你可以做很多事情来帮助这个世界，帮助自己。如果你做志愿服务出于利他主义，那它对健康的好处就更大了。

练习2：表达感恩

许多研究表明，表达感恩在减少抑郁和其他焦虑症状方面起着至关重要的作用。把你上周要感恩的事情列出来。如果别人做了什么事让你很感激，就表达出来。

第五部分

改变你的大脑和 DNA

人类，认识你自己。

——埃及卢克索外殿的谚语

有一种很古老的观念，认为我们的大脑和基因决定了我们是人类，而且它们不可改变。如果你的大脑在成长过程中出现了问题，或者生来就带着错误的基因，那么你就太不幸了，因为人类对这些问题完全束手无策。若果真如此，那放松、积极思想、良好的社交，这些因素都没有用，因为这些不可能改变你的基因。不过，现在人们开始质疑这种观点，书中就列举了一些铁证，而且最近一些科研实验也证明了它的错误。我们的大脑和基因也许很难修改，但不是一定。我们的行为和思想就能影响它们。

表观遗传学有一种新兴的规律，认为我们其实可以在很大程度上影响我们的基因，而且神经可塑性学认为，我们可以改变我们的大脑。很多类似的观点都是以表观遗传学和神经可塑性的名义提出来的，它们为此承受着很大的压力，因为大脑和基因太迷人了。如果你完全相信它们的论述，那你可能会认为，你可以按自己的想法去变成一个全新的人，你可以有意识地控制自己的基因表达，让自己变得更健康，甚至可以治愈癌症和其他疾病。

这些说法并没有可靠的证据支持，也没有对随机实验的系统评价。但是，有一些实验表明，我们的生活环境可以对大脑和基因产生影响。反过来，我们的基因和大脑可以对我们的健康产生积极的影响。下面两章中我们将详细探讨一下这些证据。

第十三章

先天 VS 后天，基因表达的改变

> 基因决定我就是你讨厌的那种人。确实如此。
>
> ——布拉德·皮特（Brad Pitt）美国著名演员
>
> 你从环境中继承的东西和你的基因一样多。
>
> ——约翰尼·里奇（Johnny Rich），
> 美国作家、企业家

　　2012 年，女演员安吉丽娜·朱莉（Angelina Jolie）发现自己有一个基因在复制的时候出现了错误，医生说，这个名为 BRCA1 的错误基因将使她患乳腺癌的概率增加到 87%。为了防止乳腺癌的发生，她选择了切除乳腺，然后进行再造。这样，她患乳腺癌的概率才不到 5%。她呼吁其他人也这样做，她说："我希望每一位女性，尤其是有乳腺癌或卵巢癌家族史的女性，能了解相关信息并寻求专家的帮助，我希望你们能做出正确的选择，战胜这一人生挑战。"茱莉的母亲和外祖母都曾患有乳腺癌，这让她更有理由去做这件事。

　　我将在本章中讨论的问题是，她说的有 BRCA1 基因就会有 87% 的可能性患乳腺癌，这到底对不对。这个问题对本书的主题来说很重要，因为我们的健康在很大程度上是由基因决定的，那么我们对改变基因做的那些努力到底有没有用？这就涉及一个很古老的论题：我们的父母或者说家庭教养和生活环境对我们的性格和前途的影响，是否比先天基因更重要？这个论题被称为先天与后天。

20世纪下半叶，遗传学的研究更倾向于支持先天的决定性力量，但最近表观遗传学的研究使这种观念发生了动摇，认为后天因素，即环境，起到的作用一样重要。环境对人的塑造作用和基因是一样的，而且环境还会对基因产生很大的影响。不仅如此，我们的情感、思想、乐观的态度和身心的放松都会影响体内的细胞环境，进而影响我们的基因。

基因是生命的基石

也许在原始社会，人们就注意到了孩子和父母之间的相似性，但我们直到大约150年前才知道原因。我们的身体是由细胞组成的，这些细胞里有一个类似控制中心的地方，叫细胞核。细胞核里充满了染色体。我们比较熟悉的就是性染色体。女性有两个X染色体，男性有一个X染色体和一个Y染色体。基本就是这样，但也会有例外。一般我们的染色体有23个来自母亲，23个来自父亲，这些染色体决定了我们会成为一个怎样的人。

更精细地说，染色体是由DNA（即脱氧核糖核酸）分子组成的。分子与人体的形成和生长有关，也与所有生物的繁衍和一些病毒的复制有关。简言之，一个"基因"就是段DNA。基因决定身体的一个特定的部位，比如眼睛的颜色、肢体的数量，还有血型。

有些人认为我们基本上算是 DNA 的产物，因为 DNA 控制了蛋白质的合成，而蛋白质是组成人体的基石，就像盖房子用的砖块一样。例如，抗体是有助于保护身体免受病毒侵害的蛋白质，酶是催化细胞内所有化学反应的蛋白质，生长激素是一种帮助细胞生长和繁殖的蛋白质，肌动蛋白是一种帮助肌肉收缩的蛋白质，铁蛋白是在其他因素控制下储存并释放铁的蛋白质。

因为人类是由大量在 DNA 的指令下生成的蛋白质组成的，一些科学家因此认为解开人类物种之谜的钥匙就在基因之中，这是很自然的。于是，科学家着手更深入地研究 DNA 和基因。

他们发现，基因决定了人的身高，以及眼睛和皮肤的颜色，而这些特征长期以来一直被认为是可以遗传的。他们还发现，有些疾病也是与基因相关的，比如血友病、遗传性胰腺病，以及亨廷顿舞蹈症。他们希望这些基因的发现会对相关疾病的基因治疗方法的发展有所帮助。

科学家还发现，基因能影响人的心理。有研究证实了基因与孤独症、注意力缺陷多动障碍、抑郁、双相情感障碍，还有精神分裂症有关。值得注意的是，这项研究并没有说明遗传变异是导致这些疾病的原因，只是说这些疾病与遗传变异有关。还有一个实验正在研究基因和快乐的关系。所有这些关于基因的发现，都让很多科学家坚信，一旦我们完全掌握了基因的奥秘，就能解开所有关于人体的谜题。他们认为，不要再管那些烦琐的乐观思想了，研究基因就足够了。于是，人类基因组计划就此启动了。

人类基因组计划：大成功还是大失败

1990 年，美国政府在人类基因组项目上投资了 38 亿美元。它取得了一定的成果，比如完善了一些癌症的诊断方法和个性化血液稀释治疗方法。一些夫妻利用体外受精的方法筛选出不带有遗传病基因的胚胎。然而，总的来说，人类基因组计划和基因医学并没有像抗生素、麻醉术或脊髓灰质炎疫苗那样，对人类健康带来了革命性的改变，而且成本还更高。

逐渐兴起的个性化医学运动正在尝试寻找一些靶向药物，用于治疗有特定基因问题的遗传性疾病。但迄今为止，他们的进展十分有限。像安吉丽娜·朱莉带有 BHRCA1 基因这样的事情被大肆宣扬，但也没有任何新的进展。医生告诉朱莉她患乳腺癌的可能性很大，是基于她的家族史，而基因检测只是辅助。最后，很多人不得不承认，人类基因组计划就是个巨大的失败。

2010 年，《纽约时报》（New York Times）撰稿人尼古拉斯·韦德（Nicholas Wade）说："比尔·克林顿（Bill Clinton）总统宣布，人类基因组的第一部分已经完成了 10 年，而计划之初所承诺的好处，医学界至今还什么都没有看到。"

更糟糕的是，人类基因组计划还揭示或者说证实了另一些事，这些事使我们发现基因对人类身心健康的决定作用越来越薄弱。其中一个就是，我们身体中所有细胞都有完全相同的 DNA，无论是在头发上、心脏上，还是皮肤上。但这些细胞本身的形态又各不相同：骨细胞和眼细胞就相差甚远。蜜蜂的 DNA 很诡异。雌蜂和工蜂看起来很不一样，雌蜂很大且会产卵，而工蜂很小又没有生殖能力，但是它们拥有同样的 DNA。更神奇的是，在成熟的红细胞内，没有染色体也没有 DNA，但照样有活性。如果说 DNA 决定了我们的生物形态，那为什么有同样的 DNA，细胞却长得形态各异？不仅如此，科学家还惊奇地发现，老鼠和人身上的基因数量（大概 20500 个）差不多，这些基因就像是建造蛋白质的蓝图。甚至简单如果蝇和寄生虫这样的生物，基因数量也是人类的一半。人类比寄生虫复杂得不止两倍，那为什么基因仅仅是它们的两倍呢？更奇怪的是，大部分基因科学家完全不知道它们的作用，98% 的人体基因被归类为"无用基因"。如果基因如此重要，那为什么会有这么多没用的基因？此外，如果你移除一个细胞的细胞核，这个细胞还可以继续活几个月。如果 DNA 真的是基因蓝图，控制这细胞的所有活动，那细胞没了细胞核怎么还能活下去呢？

即使你不是个遗传学家，你也知道：如果一个人有长高的基因，但若三餐不继，也不可能长高；如果一个女孩是由野生动物养大的，就算她有高智商的基因，那她也不可能读懂莎士比亚。我们都知道，环境或者说后天因素，在各个物种成长过程中起着重要的作用。与"基因决定我们的一切"这种说法完全相反，有一种白纸理论，又称白板理论。这一理论认为，环境决定我们的一切，基因根本不起作用。

另一个极端：白板理论

大多数当代心理学家都认为人格是可以改变的。这并不奇怪，因为如果人格不能改变，那要心理学家有什么用呢？美国心理学家约翰·华生（John Watson）有一句很著名的话：如果他能控制一个人的成长的环境，他就可以把任何一个婴儿变成医生、律师、小偷或画家。华生和另一名心理学家伯尔赫斯·弗雷德里克·斯金纳（Burrhus Frederic Skinner）认为，人的心灵生来就是一块白板，在之后的为人处世之中形成自己的性格。他们认为性格的形成完全取决于教养，和先天没有任何关系。

1983年的喜剧电影《交易场》（*Trading Places*）就与这个理论相关。艾迪·墨菲（Eddie Murphy）最开始是一个乞丐，丹·阿克罗伊德（Dan Aykroyd）是一家很成功的私企的总经理。这家公司的老板是两个老兄弟，他们两人打赌，可以通过改变生活环境，让墨菲成为一个成功的经理，而让阿克罗伊德变成一个乞丐。他们把阿克罗伊德的一切都拿走送给墨菲，看会发生什么。如果你没看过这个电影，我就不给你剧透了，看过的人，我建议你纯粹把它当个笑话就行。

如果白板理论是真的，那基因对我们的性格毫无影响。就像盲目夸大基因的作用是个错误一样，这样轻视先天因素也是个错误。环境能影响我们，但任何一个父母或产科医生都会告诉他们的孩子，你的个性是天生的。医生对我姐姐的第一个评价就是说她的肺很好，因为她哭得很大声。她现在已经不会再大哭大闹了，但是我相信她仍然为自己的声音高亢而自豪。

健康也是同样的道理。那些有患癌症风险同时还吸烟的人，比那些没有患癌风险同时还不吸烟的人更有可能患上癌症。事实上，先天（基因）和后天（环境）共同决定了人们的健康和个性，这是个常识。新兴的表观遗传学淡化了遗传学上的一些过度夸大的主张，把焦点放在了环境对基因的影响上，以及基因在我们和孩子们的生活中扮演了什么样的角色。

表观遗传学的机理和证据

18 世纪，军人出身的法国生物学家让 - 巴蒂斯特·拉马克（Jean-Baptiste Lamarck）认为，环境能改变一个物种，并相信遗传的存在。在拉马克看来，一头长颈鹿如果一直努力去够高处更美味的树叶，那它的脖子比其他不去够的长颈鹿多少会长一点儿。它的孩子也会遗传它的长脖子。这就违背了标准的进化论，标准的进化论认为，长颈鹿的长脖子是通过一次基因突变产生的。然后，因为有长脖子基因的长颈鹿能吃到更多的树叶，就不容易被饿死，而且这种基因也更容易被传下来。这样，一个偶然出现的有益基因就因为适合生存而被留下来。拉马克和标准进化论得出的结果是一样的：长颈鹿获得了长脖子。

然而，人类的改变是因为基因突变还是有意为之？一般来说，它对我们如何看待自己的身体、人际关系和生活有着深远的影响。如果这一切都仅取决于父亲的精子、母亲的卵子和随机的基因突变，那人类还去追求那"高处的树叶"有什么用呢？还去进行社会投资有什么意义呢？反过来说，如果我们的努力能改善自己，甚至传至后代，那样我们的努力才是值得的。

1889 年，德国进化生物学家奥古斯特·魏斯曼（August Weismann）做了一个实验，他把老鼠的尾巴割下来，连续割了 22 代，但并没有发现老鼠的尾巴一代比一代变短。在这种背景下，美国科幻作家马丁·加德纳（Martin Gardner）在 1957 年正式宣布拉马克的学说已经死亡。

事实上，加德纳错了。拉马克的理论是有一定的正确性的，反而魏斯曼的实验才是一无是处。老鼠的尾巴是被科学家割掉的，这和长颈鹿自己尽力去伸脖子以吃到更多的树叶是不一样的。拉马克明确表示，这种特征只能是它们有意识地要去克服某种困难而获得的，才能传给后代。无数研究都已经证明，拉马克是对的，也说明了为什么这个理论对我们的健康如此重要，下面我就会列举几个这样的证据。

表观遗传学的证据

母鼠会通过舔舐小鼠来缓解它们的紧张。除此之外，抑制压力荷尔蒙释放的基因，也能遗传给后代。人类也是如此。例如，在瑞典奥佛卡利克斯地区的农村，有很多家庭已经在这里生活150多年了。那些祖父因粮食歉收而在青春期经历过饥荒的人，比那些祖父没有经历过饥荒的人寿命更长。还有一个类似的研究，人们发现在青春期之前就吸烟的父亲生出来的儿子更胖。从这两个例子中可以看出，人们在环境影响下带来的改变，以后会遗传给后代。

如果基因决定了我们的生物性状，那对于遗传疾病，除了改变基因，我们能做的微乎其微（极端相信遗传的人认为，疾病一定完全是由基因导致的）。改变基因或许可以通过昂贵的实验来研制出更加昂贵的基因药物来实现。从另一方面看，如果我们可以影响自身的基因，那至少有些事情是在我们掌控之中的。加州大学的迪恩·奥尼士（Dean Ornish）教授做了一个实验，揭示了表观遗传学对健康的重大影响。

奥尼士的实验选取了30名患前列腺癌低风险的人。他们承诺去做瑜伽、做运动，改吃低脂肪的蔬菜水果，还会补充维生素C的摄入，也答应经常抽出 3 天来修养。奥尼士为他们提供了家具、音乐，还有他们年轻的时候看的书，为他们营造一种年轻时候的氛围。奥尼士尽力让这些被试者感觉自己更年轻。3 个月后，他们的紧张程度更低了，胆固醇水平也更低了。其中最让人惊喜的是他们携带的与前列腺癌相关的基因发生了改变，这个改变也最有意义，现在他们患病的风险变得更低了。除了这个实验，还有很多实验可以证明，生活方式的改变能对基因产生影响。

理解表观遗传学机理的最简单的方式就是，把 DNA 看成制造蛋白质的建造蓝图。然后，蛋白质组成了我们的身体。麻省理工学院的科学家埃里克·兰德尔（Eric Lander）就是这个理论的倡导者之一。他用波音 777 来解释表观遗传学，认为 DNA 就是飞机的零件列表。但你还需要一个说明书告诉你怎么把它组装起来。

现在，是环境因素发挥作用的时候了。在这里，我不打算深入讲解细胞外环境这些学术知识。我的重点是，奥尼士的研究还有很大的研究空间，它扩大了环境的概念，即使是我们的饮食、思想和呼吸，都会影响我们的基因和健康。

然而，在过去的三四年中，精准基因编辑变得越来越流行。人们都知道的这个冗长的字母缩写 CRISPR（基因编辑技术），能否让先天和后天的天平，偏向先天呢？

我们能像编辑一本书那样编辑基因吗

在 20 世纪 80 年代末至 90 年代初，科学家们发现一些关于细菌DNA的奇怪的地方。这些DNA的某些片段里，碱基排列方式重复得很奇怪，他们把这种特殊的排列方式叫作"回文重复序列"（CRISPRs）。他们发现，这是一种很巧妙的免疫防御方法。细菌将入侵病毒的DNA样本储存在自己的回文重复序列之间的DNA中。所以，如果这种病毒再次侵犯它们，它们就能很快识别这个病毒，迅速发起进攻。丹麦食品公司丹尼斯克（Danisco）的科学家在2007年揭示了细菌这一特点的应用方法，他们把这一发现用于预防酸奶和奶酪在制作过程中被病毒侵袭。

另一些科学家很快就发现了这一特点的更大发展空间。在2012年到2013年间，一些研究者发现可以利用回文重复序列切掉不需要的基因，甚至加入新的基因。这项技术比以前的基因组编辑技术更便宜、更快速、更简单，成千上万的科学家已经采用了这种技术。回文重复序列能让科学家在研究过程中更有针对性，从而知道我们DNA的某些特定片段的实际功效，因此被一些人称赞为过去50年来最重大的进展之一。

它还有其他潜能可以挖掘吗？如果它确实具有开发潜力，如果我们找到治疗甚至根除这些基因相关疾病的方法，那么这是否意味着先前关于遗传学的乐观看法终究是对的呢？那些强调先天因素比后天因素更重要的人最终是对的吗？

当然不是，有些疾病是由个别基因的缺陷引起的。例如，我们知道的囊肿性纤维化和亨丁顿舞蹈症，若能用回文重复序列来治疗这些由单个基因缺陷引起的疾病，那将是医学上的重大突破。但在大多数情况下，疾病一般是仅有遗传倾向，环境和生活方式对它们的影响反而比基因更重要。也有证据表明，甚至连我们的思想和心态也可能会影响我们的基因。

我们的思想能影响我们的基因吗

如果我们所有的喜怒哀乐都是由基因决定的，那我们只能祈求医疗的发展能修复我们的（不）快乐的基因。表观遗传学就对这个问题提出了质疑，它认为即使有一种快乐的基因，那我们也能改变它，不只是改变我们自己的，还有孩子们的。但是我们怎样才能改变自己的基因呢？我们生活环境中的很多因素都决定了基因的表达。包括你吃的食物、呼吸的空气质量，甚至是否吸烟等。

除了空气质量差和食物摄入不足外，我们的细胞也会根据不同的心理变化而发生不同的反应。血液基本上是人体所有细胞的外环境。当人体处于压力当中，身体会向循环血液中释放皮质醇和肾上腺素。你应该还记得，你的思想在一定程度上掌控着你的应激反应。所以事情就变得很特别了：你的思想控制了应激反应的发生，应激反应则会改变人体细胞的外环境，而细胞的外环境决定了特定基因是否表达，所以我们可以得出结论，你的思想能改变基因。

过度紧张（经常是因为没有时间休息和放松）会激活交感神经系统，从而提高血液内的皮质醇和肾上腺素水平。你不会感觉到改变，但是它会影响你的DNA。最近有个纳入了43项实验的系统评价，发现血内激素（比如皮质醇）水平过高会增加基因突变的概率，这种不必要的基因突变会对DNA产生危害。应激反应也会影响细胞内蛋白质的生成，这些蛋白质是要用于生长发育、组织修复还有预防疾病，包括癌症。这些有害效应在你产生放松效应时就会消失。当你以一种放松、愉悦的方式来生活时，皮质醇和肾上腺素水平不会上升到损害你的 DNA 和你的身体的程度。而且，正如表观遗传学主张的，这样一来，你的后代将很少尝到压力带来的恶果。

这对安吉丽娜·朱莉来说意味着什么，对我又意味着什么

　　基因能决定我们身体的形态和健康，甚至心理个性，这一观点把人体上所有东西，不管是眼睛的颜色、身高还是心理状态都归结于先天因素，就是精子和卵子。在人类基因组计划的带动下，基因的重要性被不断提高，基因的力量被不断夸大，基因药物也跟着水涨船高。在某种程度上，表观遗传学又把我们带回了常识。基因是很重要，但是环境同样重要。表观遗传学补充的，环境对人体的影响也包括基因，它对基因的影响也能传给后代。虽然这个领域还相对较新，而且环境对基因的影响能到何种程度我们也不完全清楚，但有一点已经很清楚，基因没有以前我们认为的那般重要。

　　对于安吉丽娜·朱莉来说，她的家族史使得她想要预防乳腺癌的发生，这是情有可原的，也是对的。更何况，癌症是一种非常严重和可怕的疾病，如何对待它，每个人都有自己的选择。我们要尊重他们的选择，而且我很佩服朱莉的勇气，能做出这样的决定，并且公开承认。问题是，医生告诉她说 BRCA1 基因的突变会让她有 87% 的可能性患乳腺癌，她信了，我们也信了。但事实上，最权威的证据表明，

这个概率只是接近 57%。而且除了像 BRCA1 基因这样的特殊情况，其他基因和癌症的相关性一般只有 10%。

我们必须继续关注基因和医学领域的发展，毕竟它们承诺能解开我们机体的奥秘，或能治愈某些疾病。这些承诺有什么用呢？可以说，没什么用。绝大多数情况下，只有小部分疾病是与遗传相关的，环境和生活方式对疾病的影响比基因重要得多。

2010 年，佐治亚州亚特兰大市埃默里大学的塞西尔·扬森斯（Cecile Janssens）发表了一篇关于双胞胎的研究综述，文中估计了许多疾病的遗传比率。选择双胞胎做实验很好，因为同卵双胞胎的基因是一样的，所以如果他们患上不同的疾病，那一定是环境（非基因）因素导致的。在这篇文章中，扬森斯发现遗传所致疾病的变数很大。

这里有些例子：2 型糖尿病（26%）、乳腺癌（27%）、焦虑障碍（32%）、抑郁（37%）、前列腺癌（42%）、心脏病（38% 为男性，57% 为女性）、偏头痛（45%）、类风湿性关节炎（53%～65%）、肥胖（75% 为男性，77% 为女性）、阿尔茨海默症（79%）、精神分裂症（81%），以及 1 型糖尿病（88%）。

因此，不管在新技术的推动下，人们对 DNA 研究深入到什么程度，对它上面特定基因的作用和意义了解到何种程度，在绝大多数情况下，饮食、锻炼、空气质量、压力水平和社会关系等因素对我们的健康和生活依然很重要。

不幸的是，媒体过于关注疾病的基因因素，这就意味着环境因素和预防措施往往得不到足够的重视或被直接忽略。因此，理解本书中这些科学观念很重要，因为如果你相信基因决定你的健康，那再去保持健康的思想或培养良好的习惯就没有任何意义了。反之，如果你相信环境和基因同样重要（确实如此），那你就有了改善自己的动力。

练习：通过改变生活方式来减少遗传的致病因素

就像迪恩·奥尼士的研究中那样，生活方式的改变不仅能影响看得见的身体和心态，还能影响看不见的 DNA。他实验中选择的方式有：

- 多吃水果蔬菜；
- 加强锻炼；
- 做瑜伽；
- 焕发青春。

这些事情一起开始就全都做可能很难，只做一个就容易多了。你只需要做一些小的规划，比如吃饭时加一大份健康沙拉，再多吃点儿水果。对有些人来说，做运动很正常。如果你不是这样的人，就和朋友去参加一个运动俱乐部。至于焕发青春，就更简单了——只需要做一些年轻时常做的事（保证安全健康）就好了。

第十四章

Chapter 14

神经可塑性和改变大脑

> 积思成言，积言成行，积行成习，积习
> 成性，积性成命。
>
> ——中国谚语
>
> 疯狂就是用同一种方法一遍一遍地做同
> 一件事，却期待着不同的结果。
>
> ——阿尔伯特·爱因斯坦（Albert Einstein）
> 伟大的思想家、哲学家、科学家

大脑神经通路不可再生

1983 年 2 月，外公来看我在加拿阿尔伯塔省毗斯河小镇的舅舅和阿姨。有一天半夜，外公突然从客房冲上楼去找舅舅，说"你妈妈出事了"。舅舅下来看到外婆的时候，她已经不能动了，话也说不清。他马上把外婆抱到车上，送她到了最近的医院。外婆是突发脑梗死，堵住了左边的大脑。那片区域失去了血氧供应，更重要的是导致了脑细胞的死亡。她在当地医院住了一个月，又转到埃德蒙顿的康复医院，在那儿住了几个星期。即使这样，她的右侧肢体还是瘫痪了。医生、理疗师还有她的家人，都想让她锻炼着多用左边的肢体。要知道，即使是很简单的事，仅用一只手完成也很困难。外婆以前喜欢做橙汁当早餐。但一只手连这个也做不了，因为你要一只手扶着橙子，另一只手切。为了让她可以单手切橙子，外公给她做了一个很奇特的砧板，下面是吸盘，上面有两个钉子伸出来。这样外婆就可以把橘子戳在钉子上，再用一只手把它切成两半，既不用切菜板，也不用怕橙子乱跑。

外婆在嫁给外公沃伦·史密斯（Warren Smith）前叫凯瑟琳·麦肯齐（Catherine Mackenzie）。她是在一个大牧场长大的，那里条件很恶劣，没有自来水，而且那里的人们忙得连抱怨的时间都没有。外婆很坚强，生病之后，她很少需要别人照顾，继续在家里生活了 30 年。以前织东西需要两只手，现在她用钩针织，单手就能操作。她用左手给她 5 个孩子和 7 个孙子每个人都织了条毯子。我的毯子跟我的身高一样长，上面的图案是一个苏格兰军人在吹风笛。

在外婆生病的这段时间，从传统医学角度看，她的护理和康复都算是个成功的案例，因为她学会了用健侧肢体做事。让她锻炼患侧肢体就是在做无用功，因为大脑中支配那里的神经细胞已经坏死，不可修复。至少人们是这样认为的。

直到最近，几乎所有的科学家都认为我们的大脑很大程度上是在儿童时期发育成形的，那段时期对孩子来说是一段很敏感又很关键的时期，孩子因对外界环境的感知而形成相应的大脑通路。这样说来，大脑上不同的部位则有与其对应的身体功能。比如，视觉皮质（位于大脑枕叶）能够感知图像，听觉皮质（位于大脑颞叶）能够感知声音，还有运动皮质（位于大脑顶叶中间部位）能够控制肢体运动。

科学家们了解了大脑不同部位的不同功能后，绘制了一张"大脑地图"。现在出现了很多大脑成像技术，包括计算机 X 射线轴向分层造影扫描（CAT）、核磁共振成像（MRI）和功能性磁共振成像（fMRI），这些技术都说明了大脑神经通路真实存在。从大脑成像中可以看出，大脑中有的部位是控制手部运动的，有的是控制视觉的，还有的是理解声音的。因为大脑内的神经通路是不可再生的，所以如果一个人因为左侧大脑梗死而出现了右侧肢体瘫痪，那是无药可医的。故事接下来会怎样呢？

事实上，根据科学界的一贯传统，一个看似已经结束的故事其实还不会结束。传统医学认为，人们在成年之后，大脑通路的损伤几乎不可修复，但现在这个观点发生了变化。认为像我外婆这种情况，大脑仍然有机会在 10 年后重新控制她的右臂。

保罗·巴赫里塔和他的父亲

1958 年，威斯康星大学教授保罗·巴赫里塔（Paul Bach-Y-Rita）的父亲佩德罗（Pedro）突发卒中，就像我外婆一样遗留了一侧肢体瘫痪，还丧失了语言能力。保罗的哥哥乔治是一位精神病学家，他不相信父亲以后都要这样生活，决心一定要帮父亲恢复正常。他不停地鼓励父亲，让他锻炼用患侧肢体。虽然历经了很多艰辛，但他最终做到了。佩德罗恢复到可以正常抬腿走路的程度了。佩德罗死后，经过对尸体的解剖发现，他的脑干严重受损，而且患卒中后也没有自行修复。虽然大脑中的梗死部位没有变化，但是其他部位似乎承接了对他患侧肢体的支配，让患侧肢体能够重新活动。

在父亲的启发下，他做了一个大胆而神奇的实验，他尝试训练盲人用舌头看世界。很多盲人的眼睛是好的，但是眼睛和大脑之间的连接通路坏了。也就是说，视觉正常的人看到的东西不是眼睛看到的，而是思想和大脑感知到的。眼睛只负责把信号传递到大脑枕叶的视觉皮质上。之后是视觉皮质接收到这些信号，并且产生视觉。这就是你的听觉、触觉和味觉的产生方式。

失明，通常是由于眼睛和视觉皮质之间的视神经功能丧失引起的。请注意，巴赫里塔是致力于让大脑学会用味觉产生视觉。他研制了一种装置，在盲人头上放一个微型照相机，通过微型照相机拍摄图像，然后把图像信息转化成舌头可以感知到的电脉冲。例如，照相机拍下了一个长方形的东西，这个装置就会把长方形的感觉传递给舌头。这样盲人就能通过舌头感知到一个长方形的东西，就会知道他前面有一个长方形的东西。他们让盲人看的东西越来越复杂，直到最后，有几个盲人都可以通过这个装置认出超模特维基（Twiggy）。这个研究还有更令人惊叹的地方，实验中的这些盲人都是天生的，也就是说，他们从来没有见过任何东西。

这项实验开辟了一个新的领域——感觉替代，目前这是一个热门话题，衍生了很多重要的临床应用，而且接下来还会出现更多的后续研究。这个实验还为神经可塑性的研究奠定了基础。神经可塑性这一词来源于神经元和可塑性两个词。神经元是大脑内的神经细胞，可塑性有可塑造、可雕刻、可修改的意思。

神经可塑性是指，大脑可以产生新的神经通路，从而重组脑内的神经通路的潜能。即使巴赫里塔的实验在我外婆发生脑梗死很多年前就已经做完了，但这一成果并没有被广泛应用于脑梗死的后期康复上。这不仅因为科学前进的步伐慢得惊人，更因为大脑通路不可再生的观念太过深入人心。不过，在一些动物实验解释了一些潜在机制之后，一切都变了。

重大发现：大脑可以改变

20 世纪 70 年代末至 80 年代初，神经学家爱德华·托布（Edward Taub）在马里兰州银泉市进行了一系列实验，实验对象是猴子，实验解释了大脑通路重组的过程。起初，他切断了猴子某一肢体与大脑之间的神经通路。例如，他可能切断了右臂和大脑之间的神经通路，所以猴子的右侧肢体就瘫痪了。然后再让猴子的左臂不能动，强迫它去用那个"坏的"右臂。最后，这些猴子的右臂都能动了，也就是说，右臂和大脑之间的神经系统恢复了。

这个实验之后不久，他因被指控虐待动物，不得不中止实验。动物权益保护者说，动物也应该受到人道的对待。经过漫长和艰苦的争辩，所有对托布的控告都因为毫无依据而最终被撤销。但那些抗议者有一句话很有道理：不对猴子做那些残忍的事，我们也有办法得到相同的结论。像托布做的这种实验，不仅存在法律和伦理的问题，而且在猴子身上做实验得到的结论对人类是否适用也是个问题。

最后，托布的实验成果也被应用于人类，对那些卒中后遗留肢体运动障碍的人，使用一种名为约束诱导运动疗法的治疗方法。把健侧的肢体吊起来，或用夹板捆起来，不管是用什么方法，就是让它不能动。让患者在有意识的时候，90% 的时间健侧都不能动，至少这样待两个星期。已经有实验证明，这个疗法对卒中病人的恢复效果很好。

要是外婆第一次卒中的时候这个疗法已经流行，我相信依她坚韧的性格，她一定可以让右侧肢体的绝大部分功能完全恢复。

神经可塑性和对大脑改变的机制研究正在蓬勃发展，甚至有实验已经表明，大脑可以产生新的神经元，老年人也能产生新的神经元，而且神经元的再生速度可能比之前人们认为的还要快。研究人员对医学院学生在考试前和考试后进行大脑扫描，发现他们大脑中的灰质在几个月内明显增加。

你的大脑是如何改变的

改变是为了更好地生存，所以从长远角度看，大脑能够重塑也就不足为奇了。人类一直被认为是地球上最具有适应性的生物。毕竟在冰岛，连老鼠和蟑螂都无法生存，而人类已经在那里生存了几世纪了。无论是酷热的沙漠还是冰封的北方苔原，在任何恶劣的气候下，人类都能学会生存，这是我们进化的一大优势。如果我们祖先的大脑内是一些硬性连接，丝毫不会变通，那我们的同胞则不可能遍布这么多不同气候的地区。

你可能会想到我们在前面说的，我们对周围世界做出的生理反应，不仅取决于外界的刺激，还与我们对这刺激的看法和做出的反应有关。反过来，我们对刺激产生的反应，也部分取决于我们的神经网络。举例来说，两个人在一间屋子里，同时看到了窗户上的一只蜘蛛。其中一个人很害怕蜘蛛，所以激发战或逃反应。而另一个人，则想起了小时候喜欢玩的蜘蛛玩具，让他有一种很温暖、怀旧的感觉。一场大雨对计划出去野餐的人来说可能很糟糕，但对于久旱逢甘霖的农民来说却是件喜事。有妄想症的人在晚上察觉到别人在盯着他时会觉得有人想要抢劫，但对于自恋的人而言，那注视的目光就变成了他自觉魅力无穷的依据。

这些例子都殊途同归，说明了同一件事，即不同的人会养成不同的脑回路。同样是看到蜘蛛，一个人会感到害怕，另一个人则感觉温馨怀旧，这种截然不同的反应是怎么形成的呢？下面我们就来说说这时候大脑中发生了什么。在你的视觉皮质感知到蜘蛛后，把信息通过神经系统就是神经元传递给杏仁核，杏仁核则负责激发战或逃反应。绝大多数的神经元长得像个灯泡，伸出两条灯丝似的分叉。从细胞体伸出来的一个分叉是树突，它负责从其他神经元那里接收信息，而且通常比另一个负责传出信息的轴突要长。

神经元之间的联系通常不是随机的。相反，它是由一个神经网络连接起来的，这神经网络有点儿像是一片破旧的公路。那些害怕蜘蛛的人，一看到这个可怕的东西，大脑内连接杏仁核的神经网络会马上把信息传递过去，杏仁核就会被激活，让人产生恐惧。对于一个从小玩可爱的蜘蛛玩具的人，在脑内蜘蛛所联系的部分就不是杏仁核了，而是会引发一种化学反应，让人产生愉悦的感觉。

神经网络是建立在人们人生经历的基础上的，是我们不断学习的过程。当一个孩子把手放在火上被烧疼了，大脑内神经网络里就会有一条路，把火的感知和警告我们远离它联系起来，这样我们以后就不会容易被烫伤了。下一次你看到蜡烛，要把手靠近火焰的时候，大脑就会给你信号，阻止你这样做。你不必时刻想着注意火焰，这会是一件很自然而然的事情。

过马路时，先看两边车辆；出去的时候（比如去上班），不管是开车还是走路都会选择熟悉的路；付钱时从口袋拿出钱包……还有很多日常事务，都是一种习惯。这些潜意识里形成的习惯很重要，因为它把我们的大脑解放出来，去思考更多更有意义的事。如果我们必须要时刻谨记避免烫伤、钱在钱包里，或路上的车很危险这些事情，那我们就没有精力去做其他的事了。这些在我们日常生活中自动养成的神经网络通常是有用的，但它也是把双刃剑，有时也会产生一些对我们有害的影响。

吃巧克力会让体内的多巴胺水平增高，从而让人感觉快乐，反过来这件事被大脑记住了——吃巧克力会让人快乐。这件事乍一看没什么问题，但它引发了两个问题：首先，吃太多巧克力对人体的健康有害；其次，这会让我们对事物产生错误的情感。例如，一个人刚刚受了情伤，那他可能会觉得和人亲近会让他受伤，这个道理和被火烫伤后产生的反应一样。性、毒品和人们对某件事物的情感也是同理。比如，如果一个人在儿童时期会通过大喊大叫来达到自己的目的，那么当有人反对他时，他的默认反应就是生气。神经可塑性是避免让我们养成这样的默认反应。

神经可塑性对你的意义：改变习惯

现在有很多人有心血管疾病，例如心脏病和卒中等。就像古代有很多传染病，比如肺结核和肺炎，而现代的心血管病比古代的传染病致死率更高。不像传染病，对心血管病来说，改变饮食和锻炼的生活习惯比吃药更有效。即使是癌症，也能通过保持健康的生活方式来大大降低其发病率。坏消息是，"管住嘴，迈开腿"是说起来容易做起来难。好消息是，神经可塑性学说除了可以帮助卒中后遗症的患者恢复行动能力外，还提出来人的大脑和习惯是真的可能改变的。让我们更细致地分析一下习惯这个东西。

习惯是由于奖励机制而潜移默化地养成的一种惯常行为。为了不烫伤而把手从火上挪开，就是这种惯常行为。火给你了一个暗示，而你把手从火上挪开（惯常行为），就获得了奖励——避免被烫伤。想打喷嚏也是一个暗示，让你下意识地用手捂住口鼻，才不会被他人责怪，当然这也要看你的教养。所以习惯产生的模式就是：暗示—惯常行为—奖励。

美国作家查尔斯·杜希格（Charles Duhigg）在他的书中谈及了他是如何改变习惯的。他当初要改掉每天下午都要吃巧克力蛋糕的习惯。他得到的暗示是，每天下午三四点他都会感觉很无聊，所以他养成了一个习惯，就是每天下午都去自助餐厅跟朋友聊天。但是去自助餐厅就暗示他要去买巧克力蛋糕。他得到的奖励就是会重新精神焕发，因为他在繁忙的工作中得到了短暂的休息。从神经学的角度来看，杜希格的大脑被训练得形成一个神经回路：从工作到走去咖啡馆，买一块蛋糕，然后感觉精神焕发，为下午更繁忙的工作做好了准备。最后他得到的那种满足感，其实是体内多巴胺的大量释放造成的，而他对这种满足感的渴望，驱使着他继续在每天下午去买巧克力蛋糕。

为了改变这个习惯，杜希格必须打破"暗示—惯常行为—奖励"这一模式，形成一种新的习惯，让他不用吃巧克力蛋糕也能得到这样的奖励。他是这样做的：当他得到暗示（下午感觉无聊）的时候，就出去走走呼吸新鲜空气。这样他也能感觉很好，还不用吃巧克力蛋糕。除非他养成新习惯，否则他就算去了自助餐厅，和朋友交谈甚欢，也不可能在少了巧克力蛋糕的情况下依旧感觉良好。因为自助餐厅给了他买巧克力蛋糕的暗示，或者是杜希格说的情境。

　　有个问题是，习惯就像上瘾一样。它们之间的最大区别就是成瘾之后你为了得到同等的快乐，需要的量会越来越多。回想一下你第一次喝咖啡或喝酒时的那种快乐。开始时只需要一杯就足够让你满足。但如果你接着每天都喝，那一杯咖啡或一杯酒就无法满足你了，为了维持最初的感觉，你会喝得越来越多。你或许已经忘了，曾经有一段时间，我们的约会很单纯，没有这些昂贵的陪衬。神经学中关于成瘾的解释是，连接某种刺激和奖赏的神经连接在不断重复的过程中，被加深和强化了。你的身体已经习惯于喝酒或咖啡带来的刺激，这就意味着要想再次感受到这种刺激，你需要的酒和咖啡会越来越多。

　　当说起成瘾，我们大多会联想到香烟、可卡因和赌博。但习惯和成瘾之间只是程度的区别。成瘾会有更大渴求感，而且通常产生会对人不好的影响。但二者的形成模式都是一样的：暗示、惯常行为，然后是奖励。"暗示—惯常行为—奖励"这一过程是自然而然发生的。这是大脑中一种基础的思维模式。简言之，我们对事物做出的反应，很多时候都是习惯使然。这些可以看作是情感习惯或是成瘾。

　　一个脾气暴躁的人会有一个常用的能激发他愤怒情绪的脑回路。与其他人相比，信息在这条路传导更容易，所以要让他生气也很容易。就像经常吃可卡因的人会对它产生奖励耐受，经常生气的人也会对愤怒产生耐受，一点儿小小的不满可能就会让他生气，或者他的愤怒程度会越来越大，这样他才会有和原来一样的情感体验。

其他情感也是这样，抑郁、悲伤和好奇都会"成瘾"。这就解释了为什么性瘾者会需要越来越露骨的色情来满足自己的欲望。这些情感是由脑内的某一脑回路控制的，因为它能向大脑内释放相关的化学物质，而大脑会对这物质产生耐受。幸运的是，我们能通过改变脑回路来改变习惯。像杜希格所说，我们需要重新建立"暗示—惯常行为—奖励"的循环，把它变成对我们有益的行为。

神经可塑性学说为改善习惯提供了理论基础（但没有给人改变习惯的动力）

如果你能理解大脑不是完全不可再生，那你就能很容易推断出健康不仅仅取决于基因，改变它是真实可行的。

当然，改变习惯并不那么容易。要在更深的层次上和自己对话，了解内心深处的想法和欲望并改变它们，就显得更难了。有些了解神经可塑性学说的人可能知道，改变对食物的看法，可以让人吃得更健康、变得更瘦。知道这件事的人很多，但真正能下决心做的人却寥寥无几。他们知道健康的饮食对他们的身体有很大的好处，但他们不知道怎么养成一种新的饮食习惯。

在此，我想强调一个问题。虽然我很注重锻炼，但同时我也喜欢甜食，尤其是能多益①。如果我家里有一罐能多益，还有一个勺子，我不出一天就能把它吃光。我很清楚吃它对我毫无益处，但我发现我无法抵制

————————

① 能多益（Nutella），一种巧克力酱品牌。——译者注

它的诱惑，毕竟从我记事起我就喜欢吃甜食。我们如何才能有勇气，做出这么艰难的改变呢？答案的关键是一句很简单的话：相信自己能改变。仅仅是一个这样的信念，就能促进你体内多巴胺的释放，让你感觉很快乐，而且它还能帮你改变习惯。如果你不能真正给自己一个"我做得到"的信念，那就先假装一下。如果你正在读这本书，那恭喜你，说明你已经有了一些动力。模仿杜希格的做法，学会找到引发旧习惯的暗示，然后把它换成一个新的、没有害处的暗示。

练习：用新习惯替代旧习惯

改变一个旧习惯

想一个你想要改变的习惯，把它的暗示、惯常行为和奖励都写下来。例如，杜希格的暗示是自助餐厅，惯常行为是买蛋糕，奖励主要是血糖增高。这个习惯我也有，像杜希格一样，我也会吃很多甜食。我的流程是，看到甜食（暗示），吃掉它们（惯常行为），然后获得奖励（血糖升高）。所以下次我再看见甜食的时候，我会做 10 个深呼吸，然后走得远远的。

培养一个新习惯

改变一个旧习惯的最佳方法就是暂时忽略它，用一些新的事物来转移注意力。要想培养新习惯，形成一个新的脑回路，你必须要有一种新的行为方式。本章练习的目的是让你习惯一种新的行为。这很简单：你只需要尝试一些不一样的事。不管大事小事，什么事都行。下面是给你的几个示例：

· 早餐吃比萨；

· 在街上偶遇一个人，给他个微笑，说一声"你好"；

· 做些让你尴尬的事；

· 假装是个左撇子一整天（如果你本来就是个左撇子，就假装是右利手），用左手刷牙、吃饭，还有写字；

· 如果你不经常穿衬衫打领带去上班，尝试一下；

· 如果你平时上班的穿着是衬衫加领带，那尝试一下牛仔裤和彩色 T 恤，当然，要在你工作允许的情况下；

· 定期给你的岳母或婆婆（或其他平时不怎么联系的人）打个电话，告诉她你很想她。

总之，做一些你平时可能不会做的事情。记住你想起这些事情时的感觉。可能你会很抗拒，想不去做的各种理由。不过，你在真的做了之后，也许会感觉不错，而且很可能以后它就会成为你的一个习惯了。

第十五章　　**结论：　这对你和你的健康意味着什么**

Chapter 15

··

> 人啊，了解你自己，你就了解了诸神。
>
> ——埃及卢克索内殿的谚语
>
> 如果我问人们他想要什么，他们会说更快的车。
>
> ——亨利·福特

　　我第一年尝试加入加拿大赛艇队的时候，每天都要经受两到三次的魔鬼训练。我记得，那时候我晚上累到都没力气拿起刀叉吃饭。即使这样，我还是不够努力，因为我没有通过最后的考试，被残忍地淘汰了，被彻底地打败了。但是，经过几天的低沉期，我意识到我还不想放弃。问题是我真的感觉到自己身体条件上的限制。那我能做些什么呢？

　　正如我在第六章提到的，那时候我在比赛前总是过度紧张，真正比赛时却没了精力。赛艇需要的是更高更强壮的运动员，相比来说我太矮了，这也就意味着我没有多余的精力可以浪费。之后我想起了很多故事，例如，妈妈为了救孩子可以抬起汽车；印度瑜伽师可以几天不吃饭，或几个星期都坚持一只脚着地。我想，如果我也可以像他们这样集中精力，那我就能划得更快了。我的理性告诉我，这些通过高度的精神集中而把人体发挥到极限的故事可能是无稽之谈，但如果它能帮我赢，我愿意试一试。于是，我决定找个瑜伽老师。

我并不认识教传统瑜伽的人，我觉得我需要的就是他们这样的人，能帮我控制我的思想，帮我提高划船的能力，就像妈妈抬起汽车一样。如今瑜伽并没有像20世纪90年代中期那么流行。我仅认识的几位老师，也只专注于身体的姿势和伸展的程度，而不是内心的专注。最后，还是我的母亲（瑜伽爱好者）让我接触到了一位传统瑜伽大师，他住在蒙特利尔，人们叫他马登·巴里博士，我在前言里简单提到过他。

当我得知他在过去几年里曾在蒙特利尔的加拿大职业冰球队工作时，我很激动，因为当时他们是联盟中最好的球队。我们简单地在电话里聊了聊，然后约定了隔天见面详谈。我到他那儿之后，第一反应是对他的朴实感到惊讶。他在蒙特利尔市区的公寓里，一个小小的客厅也是他的瑜伽工作室。一张薄薄的珠帘把厨房从客厅隔出来，我记得当时里面正煮着咖喱。显然，他不是为了钱而工作。

我们一坐下来，我就迫不及待地向他提出了一系列的问题：那种超越人体极限的情况是如何发生的？既然它那么神奇，那是不是每个人都能做到？它科学吗？你同意我们现在只开发了2%的大脑的说法吗？我们的大脑和DNA真的可以改变吗？你在哪儿获得的博士学位……巴里博士很耐心地解答了我的问题，他亲切的态度几乎让我缴械投降，他的宽容和耐心让我不好意思再咄咄逼人地提问。他跟我说内啡肽，说身体能力的改变，说战或逃反应的危害，还有精神比身体更强大的力量。

最后，我问不出问题了，虽然我还没有完全相信它，但我希望巴里博士说的精神可以控制身体的观点是正确的。如果我能控制我的精神，我就能提高自己的划船技能。想到这些事的时候我很平静。他笑着跟我说，第一节课是免费的，所以我可以尝试一下，看看我是不是会感觉更平静。我还是很怀疑他说的话，甚至我想过他是不是想要把我催眠，然后变成他的一个信徒。但我对比赛胜利的渴望战胜了我的怀疑，况且这节课还是免费的，所以我决定试一试

结果证明，这是我做过最正确的决定。巴里博士简直让我震惊。他已经 70 岁了，但他做高抬腿和俯卧撑的数量竟然和我一样，而且动作十分标准。不仅如此，我上完这节课之后感觉特别放松，都快睡着了。我坐起来的时候，世界都变得清楚了。我感觉到了内心的专注。我想，如果我能控制自己什么时候放松，什么时候专注，我就能在比赛中保存精力，就能赢得比赛了。我正是这样做的。我学习他的生活，练习瑜伽。8 个月后，我加入了加拿大队。但这不是我的功劳，而是巴里博士的。

现年 93 岁的巴里博士每周的教学时间约 40 个小时，他还去印度尼西亚这样的地方教瑜伽，同时他还要照顾家人。他脸上总是带着微笑。他一直亲自照料生病的妻子，直到 2016 年她去世。很多学生会向他抱怨生活中的考验和困难，他总是认真地倾听，并且给他们真心的建议。我相信他自己也会有身体上的痛苦和内心的折磨，但他选择用积极的态度看待它们。这让他能够继续快乐地活着。也就是说，做运动和人际交往对他的健康有好处。反过来，健康的身体也让他能够继续锻炼，继续和人交往。这是一个良性循环。他说他能保持年轻健康，就是因为坚持每天做瑜伽。

一个怀疑论者可能会说，巴里博士可能生来就有这种基因，才使

他能在 93 岁还这么健康快乐。照他们的说法，做瑜伽对巴里博士没起任何作用。确实，巴里博士的基因很好。我知道这件事是因为他胳膊上的一个文身。那天我注意到他胳膊上有个已经褪色的文身，就问他那是什么。他说那是他的名字，"M. Bali"。我问他为什么要文自己的名字，他说，1947 年印巴分治期间，作为一个印度教徒，他很多次都想逃到德里，但都失败了，他觉得自己一定活不下去了，就把自己的名字文在了身上，这样，别人看到他的尸体时就可以知道他是谁，他也会有一个像样的葬礼。很多比较虚弱的人都在那段艰难的时期丧命了，但他活了下来。

所以我们不能绝对地说，巴里博士长寿的原因是他的生活方式和生活态度。要证明这个需要一个随机对照实验，把他的健康状况和他的克隆版本做对比，还要巧妙地设计一种传统瑜伽的安慰剂版本，让这个克隆体每天坚持做。当然这是天方夜谭。这种实验根本不可能，但是在同样的年代，你要找一个 93 岁还每天工作，照顾家人的人，他平时还没有做瑜伽或其他类似的运动，简直比登天还难。巴里博士的故事，加上我之前列举的科学研究，都清楚地说明了基因不是一切。

在某种程度上，这本书从科学的角度解答了我问巴里博士的那些问题。我和其他许多人的研究都表明了放松不仅能够减轻焦虑，还能改善健康。积极的思想能激发身体内部的药房来减轻疼痛、抑郁和焦虑。良好的社交关系能延长人的寿命。一个有慈悲心的医生对你的关怀和特效药一样管用。身体内各个部分的健康是息息相关的。身体的健康是一个整体，包括心理的健康，也包括你周围人的健康。有高质量的证据证明，这些不是模糊不清或是心理作用，而是真正的科学。

这本书讲的不仅仅是巴里博士的故事，也是关于你的故事。我希望（尽我最大努力）我的故事和科学除了给你带来娱乐之外，还能给你一些动力去体验自我治疗的神奇，改善自己的身心健康。最重要的是，现在我希望你知道，你不是一个愚蠢的机器，只知道坐着祈祷医生给你一个药片，来治愈你的病痛。

致谢

写这本书花了我两年多的空闲时间，我从中受益匪浅。当然，如果没有很多人的帮助，这本书是不可能完成的。因为实在是太多了，我难免会漏掉一些，所以，如果你发现我没有提到你的名字，记得联系我，我会请你喝杯茶，再送你一本书。

现在我比任何时候都要感谢我的家人。尤其是我的姐姐萨曼莎，是她鼓励我坚持写下去，其他两个姐妹凯蒂和克利萨也经常鼓励我，还有我的父亲，他们给了我很多建设性的意见。我的表弟约翰和布雷特给了我很多灵感，还有坚实的友谊，表弟乔治特意给我出了一些好主意。我有一个很大的家庭，我不能在这里将你们一一列举出来，但我要告诉你们：你们对我都是与众不同的。

我的朋友，本特、PK、科林、大卫、德维卡、丹尼斯、佛德、希瑟、马克、伊莎贝尔、尤尔吉塔、莫妮卡、马库斯、马丁、埃洛伊斯、杰森、雷诺和山姆，都十分支持我。卡西姆比我更有创造性，他鼓励我在网站上把信息变得更视觉化。塞巴斯蒂安和我从两岁起就是好朋友，他给了我不计其数的帮助，我甚至还欠着他的钱呢。在出版的法律问题上，他还给了我很多建议。其实没有和牟勒斯的划手们有多少交流，但他每天的更新总能让我备受鼓舞。还有黑丁顿的路跑者，他们让我看到了一种很受欢迎的娱乐方式。另外我的老师叫约翰·韦伯斯特，他是一位伟大的老师。当然，为了完成这本书，我在布兰卡咖啡馆待了很长时间，那儿的员工都很优秀。

加夫里尔神父认我当了养子，他引领我走上了正确的人生道路。斯科特·阿姆斯特朗和杜生·科瓦切维奇是之前我在赛艇队时的教练，他们一直都指导着我的工作和生活。还要感谢尊敬的哈迈·达玛萨米博士和潘纳瓦姆博士收留我，让我在他们牛津的寺院中完成我的手稿：当你心无旁骛的时候，取得的成就会相当惊人。

还要感谢杰弗里·阿伦森、南希·卡特赖特、亚历山大·伯德、缪尔·格雷爵士、伊恩·查尔默斯爵士、乔治·路易丝爵士、托德·凯普查克、弗兰克·米勒和保罗·格拉西乌教授，他们的性格完全不同，但是为了完成那些能让世界变得更好的高质量研究，他们都全身心地投入。他们的高标准，是我奋斗至今仍鲜能达到的。我的很多科学研究，都是我在牛津大学与保罗·阿维亚德以及行为医学研究小组一起完成的。在这个小组里，曾与我共事的都是一些最优秀、最聪明的人。卡林帮我校订了表观遗传学的相关内容，斯蒂芬在结论这一章中给了我很大帮助。还要感谢序言里我提到的中药师吴明义。还有唐娜·李（Donna Lee），她鼓励我要相信自己写的东西。

这本书也经历过一段无人出版的暗无天日的时期。我很感谢鲁珀特·谢尔德雷克把我介绍给了霍德 & 斯托顿出版公司的马克·布斯。马克是一个所有人都想认识的出版人，和他共事十分愉快。这本书的文字编辑巴里也十分优秀。感谢我的经纪人罗伯特·莱克尔帮我办理相关手续，也感谢劳伦斯帮我把一切都料理好。尼克·弗莱明做了一些最后的编辑工作，在回文重复序列（CRISPR）的相关知识上也给了我很大的帮助，而且整体上让我平庸的文字增色不少。

我要特别感谢两个人。一个是乔·马尔尚，她有一本很好的书，名为《治愈》（*Cure*）。即使她知道我正在写一本主题类似的书，她在写作期间还特意来采访我。虽然我们的书是互补的，但心胸狭窄的人还是会把它看作一种竞争。在她看来，我们对彼此没有威胁，她甚至还邀请我参加她在惠康基金会（Wellcome Trust）做的公开演讲，在她的新书发布会上还帮我做宣传。她的慷慨是值得我去学习的。最后，我要感谢我的瑜伽老师马登·巴里博士，他虽然已经 93 岁的高龄，但还保持着年轻的状态，他将一直是我的灵感源泉。

结语　关于批评

做科学研究的人都知道，科学是很复杂的，而且没有哪个研究是完美无瑕的。所有的研究都是有缺陷的，比如，没有报告、没有发表、被试者提前退出、统计方法不合适，或者报告具有误导性。像系统评价这种研究汇编还有另外的问题，如缺失一些相关数据。翻译这些复杂的信息就像是在暴风雨中走钢丝，因为你不仅要让多数人都看得懂，还要保证不违背事实。尽管有这些潜在的缺点，但我对本书中提出的证据的可靠性还是有把握的。确实，新的研究或分析可能会证明我所提出的这些观点有一些瑕疵。但我相信，未来的任何新研究和分析都不会对我的观点产生根本性的改变。

即使知道这些，还是会有人吹毛求疵地为我指出这些研究中很冷门的失误，但实际上对我得出的结论没有什么影响。对于这些朋友，我套用马克·福赛斯（Mark Forsyth）的一段话来回答你们。

　　……那些对我提出的铁证的定义嗤之以鼻的人，那些看到我对人类身心的看法及利他主义的言论时感到愤怒不已的读者们，你们可以把你们的想法写成一封信。但亲爱的读者，我突然想到你可能实际上就是那种过分苛责的人。这很有可能。如果你真的是这样，那我倒是希望从来没有收到你的信。说认真的，你会不会拿着你的信，把它卷起来，用荆棘包好，然后粘起来……